어르신 치매예방을 위한
실버 화투색칠하기

구성
치매예방교육회

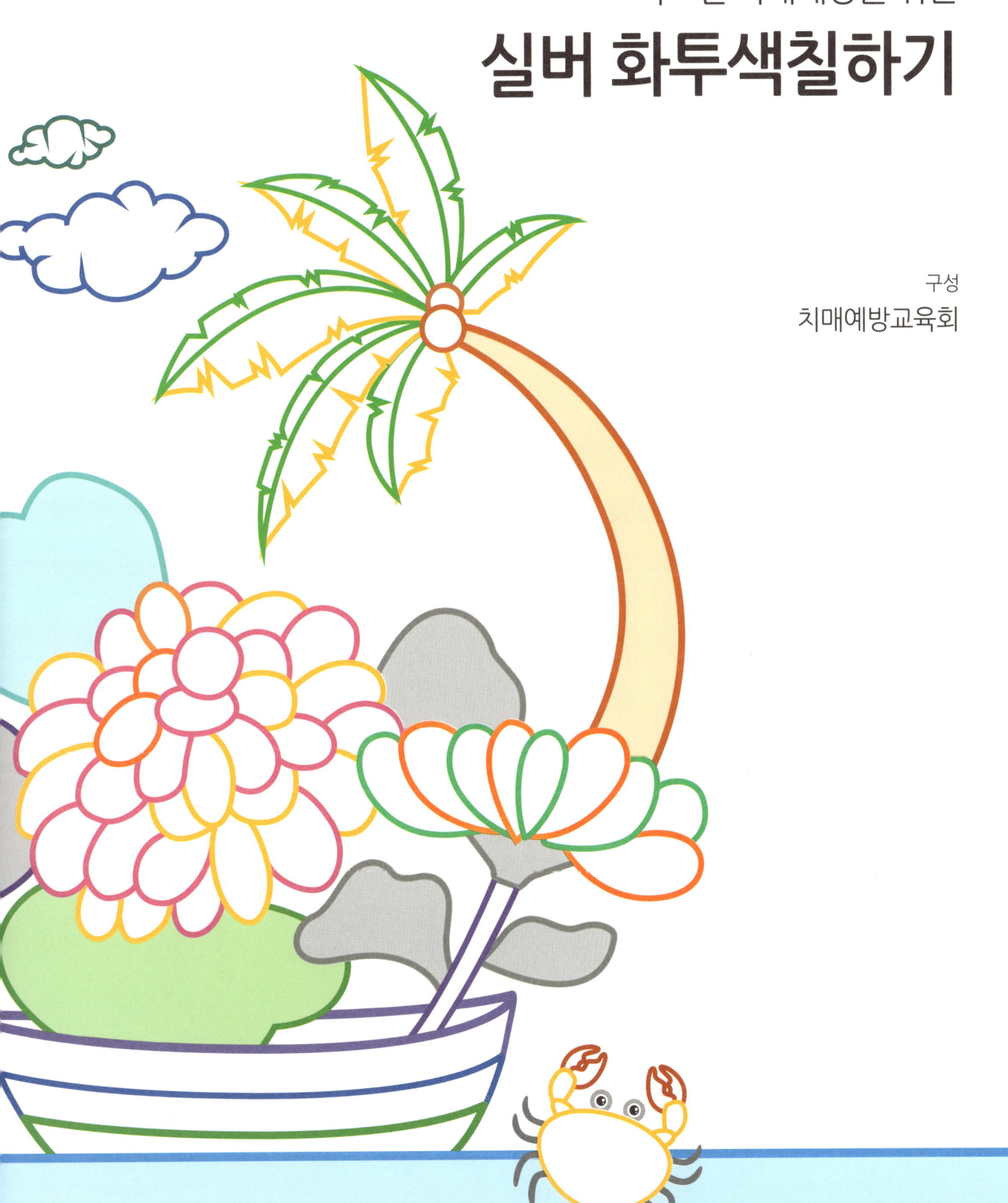

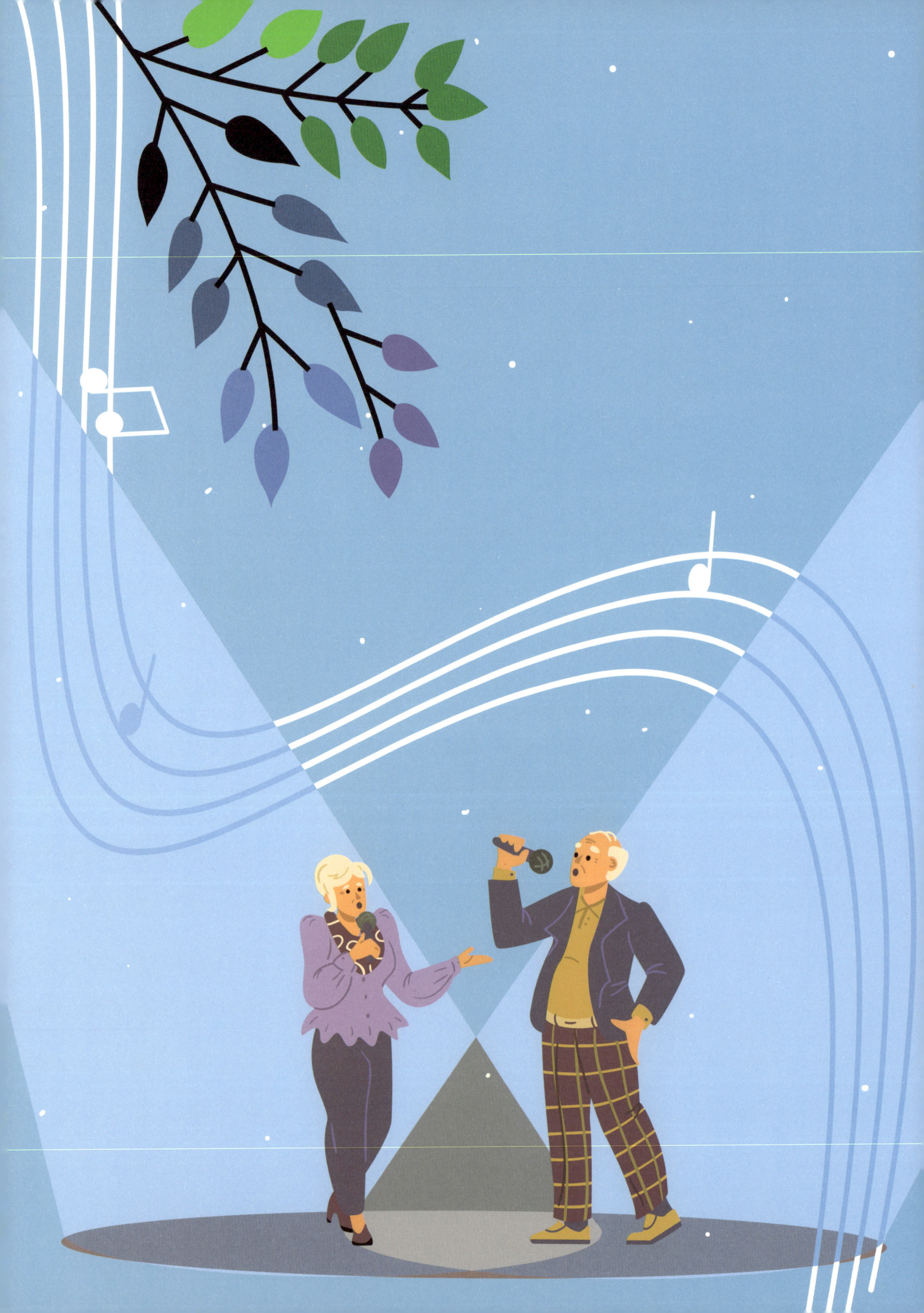

책을 펴내며

　의학 기술이 발달하면서 평균수명의 증가로 고령인구는 점점 많아지고 있습니다. 우리나라의 경우 고령자의 34%가 1인 가구이며 전체 노인 인구의 21%가 우울증이 있다고 합니다. 우울증이 심해지면 치매 발병률이 대단히 높다는 연구 발표가 있습니다. 만성 노인 질환인 치매는 누구나 두려워하는 질병 중 하나입니다. 이런 치매를 어떻게 하면 예방할 수 있을까요?
　하버드 의대 정신의학과 클라이먼 교수는 기억 속에 익숙하거나 쉽게 연상될 수 있는 단순한 것들에서 비롯된 즐거운 미술활동이 치매를 예방하는 데 긍정적 효과가 있다고 합니다. 그림을 보면서 기억하는 활동을 통해 뇌를 사용하면서 신체 움직임을 동반하게 되면 인지적 수행능력이 향상되고 뇌를 자극하는데 효과적이라고 합니다.
　'따라서 색칠하기 미술활동'은 노인들의 우울증 완화 및 치료에 효과적이며 치매 예방에 크게 도움이 될 것입니다.

　이 책은 어르신들이 평소에 즐기던 화투를 소재로 하여 형태와 색을 기억하면서, 밑그림이 그려진 그림 위에 색을 칠하여 뇌와 소근육을 자극할 수 있도록 구성하였습니다. 24장의 화투와, 기존의 화투에 디자인을 추가한 12장의 화투가 실려 있습니다. 견본으로 컬러로 색칠된 그림이 있어서 보면서 똑같이 색을 칠해도 되고, 자신이 좋아하는 색으로 자유롭게 칠해도 됩니다. 시력이 좋지 않은 어르신들이 쉽게 색칠할 수 있도록 전체적인 크기도 크게 제작하였습니다.
　『실버 화투색칠하기』는 치매 예방의 효과뿐만 아니라 무기력하고 소일거리가 마땅치 않은 어르신들에게 즐거움을 선사하기 충분합니다. 단계나 수준에 맞춰 한 단계씩 넘어가는 과정을 통해 성취감과 자신감의 회복도 누릴 수 있을 것입니다. 이 책을 통하여 치매도 예방하고 즐거운 백세 건강시대를 누리시길 바랍니다.

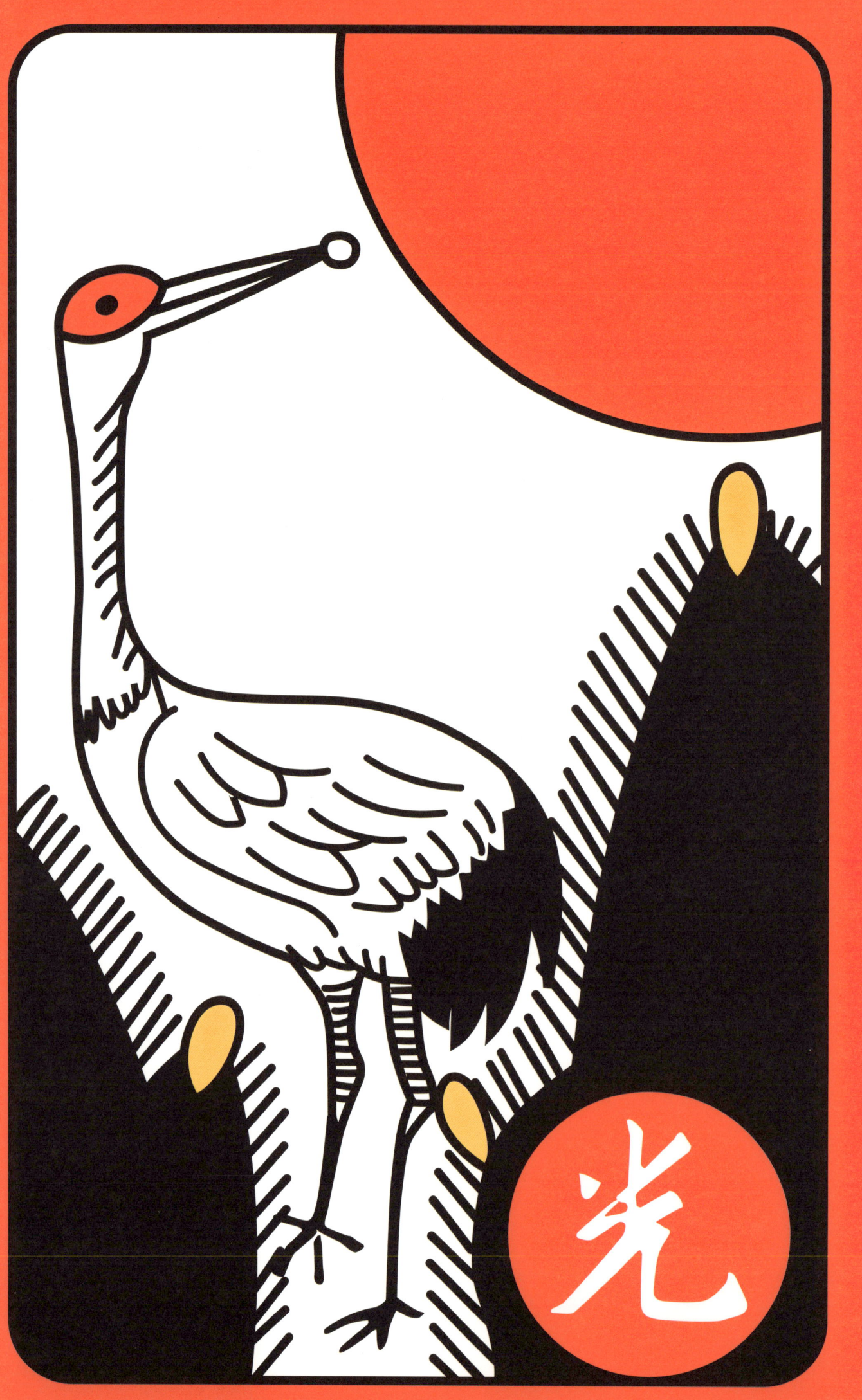

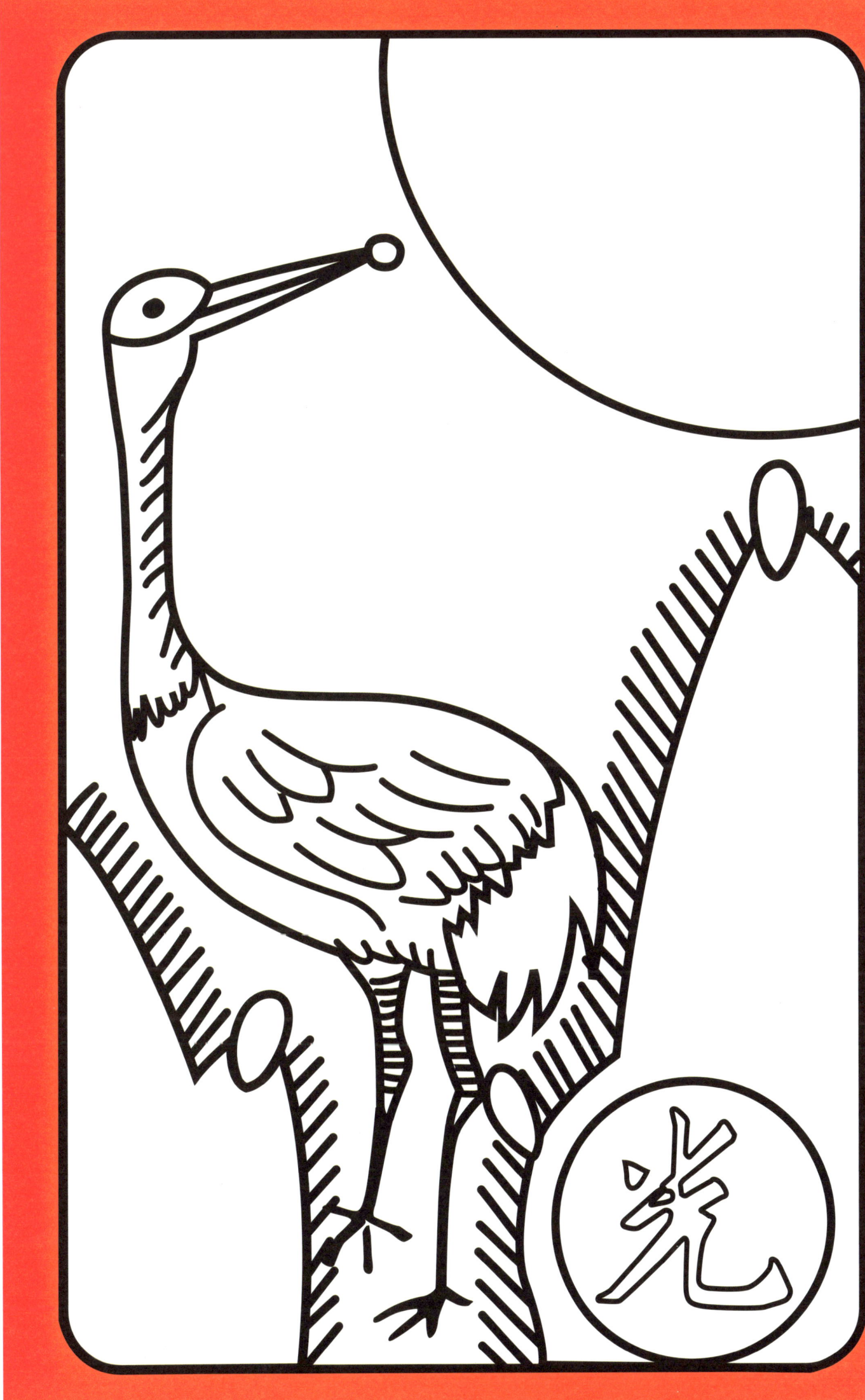

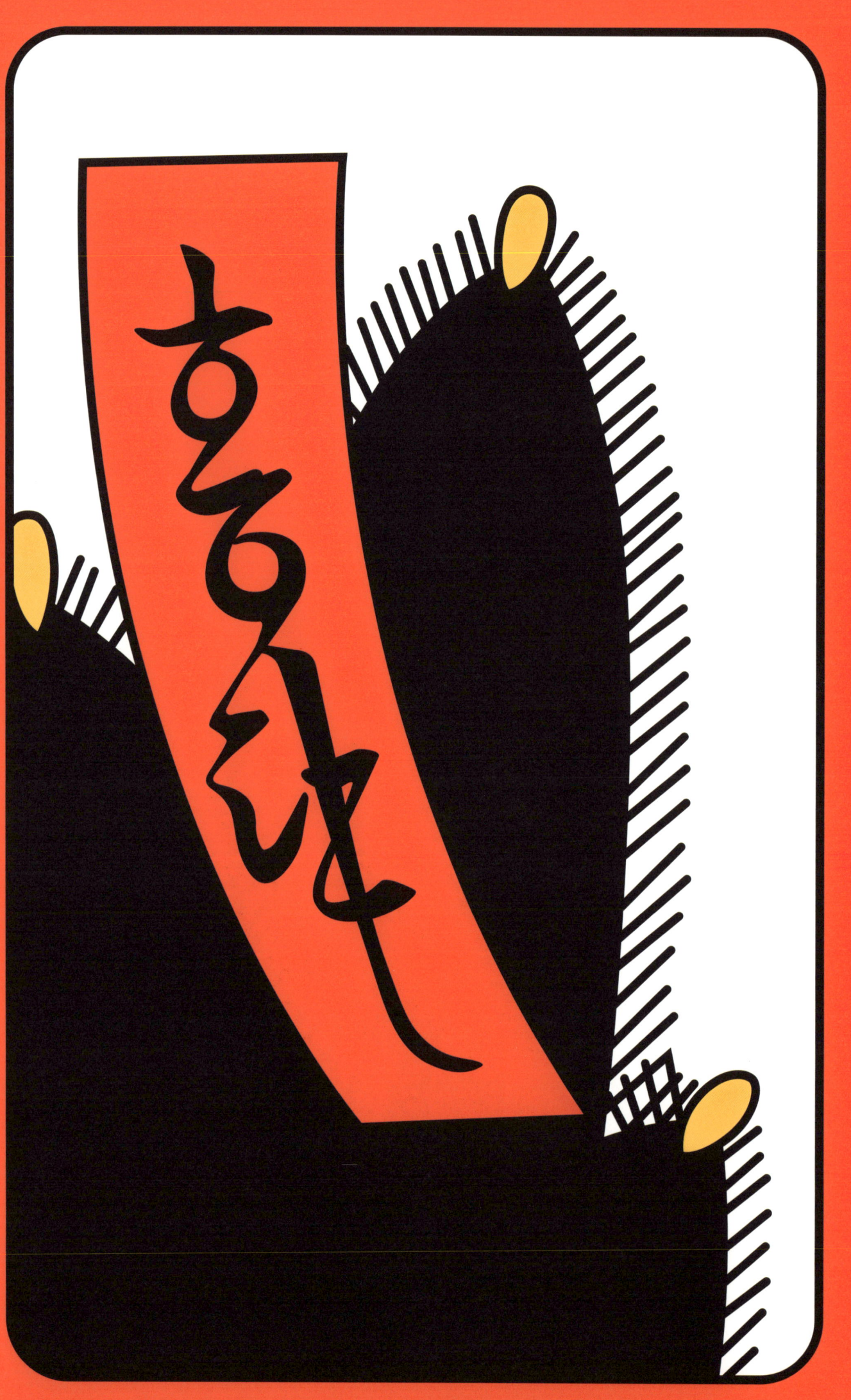

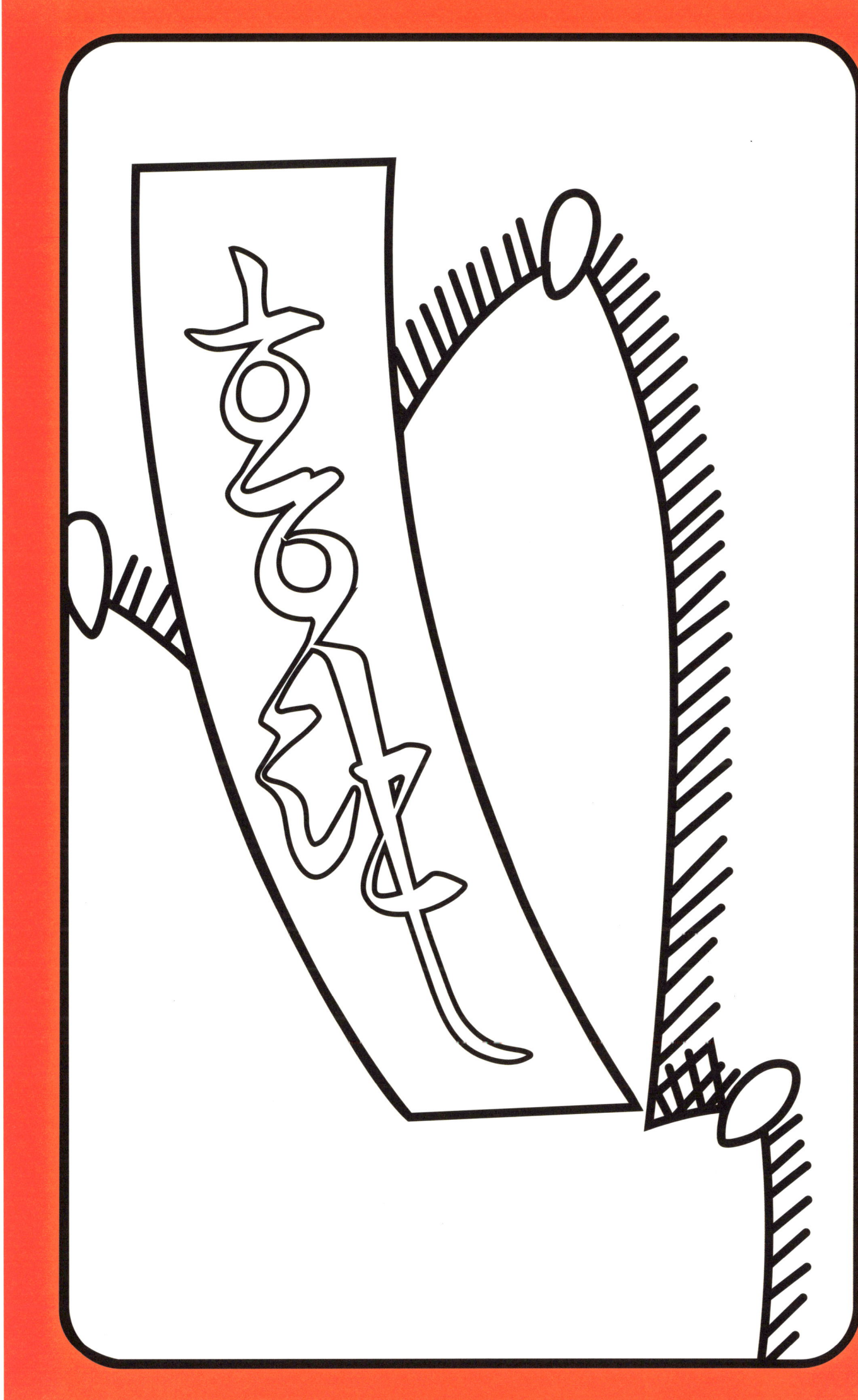

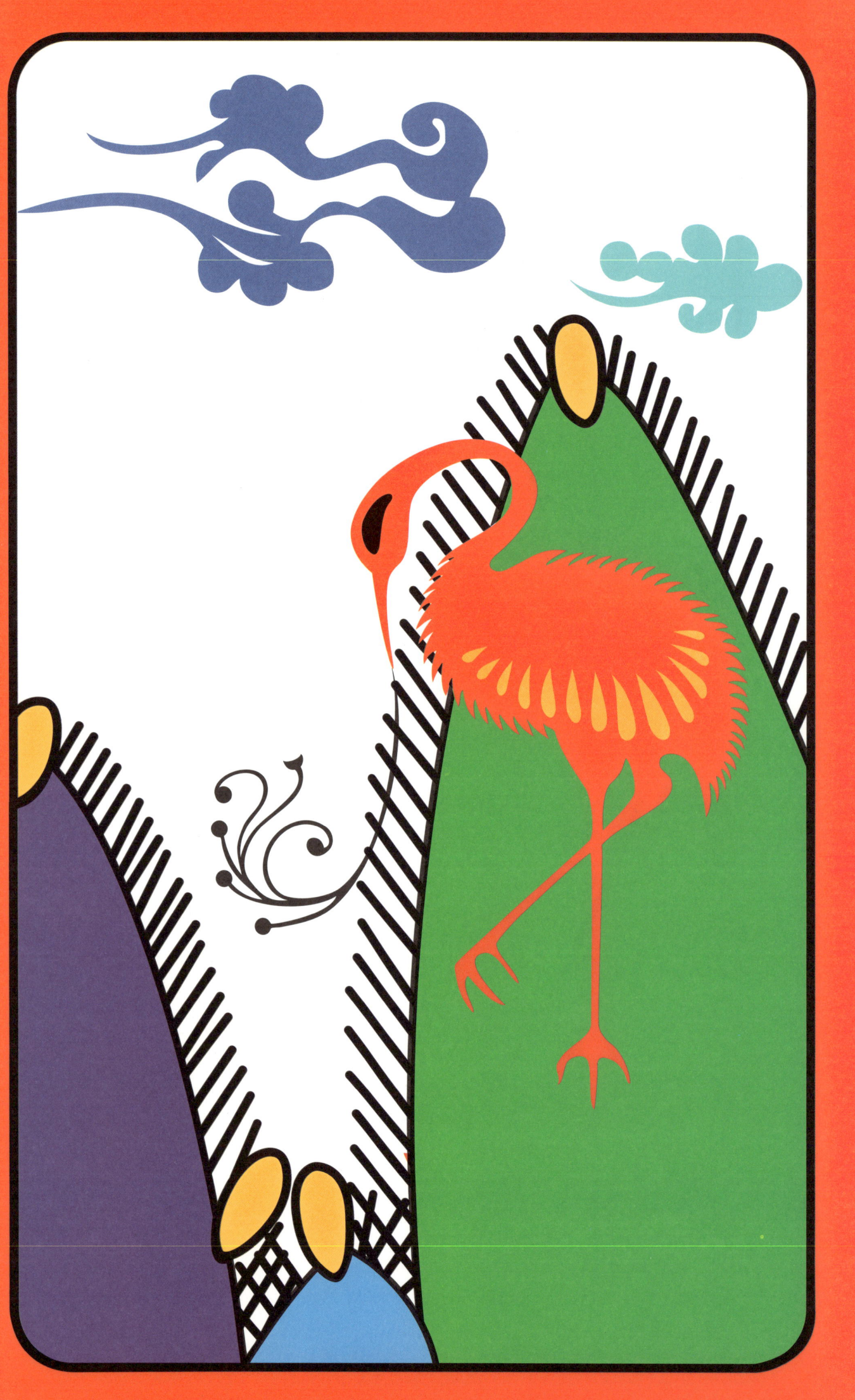

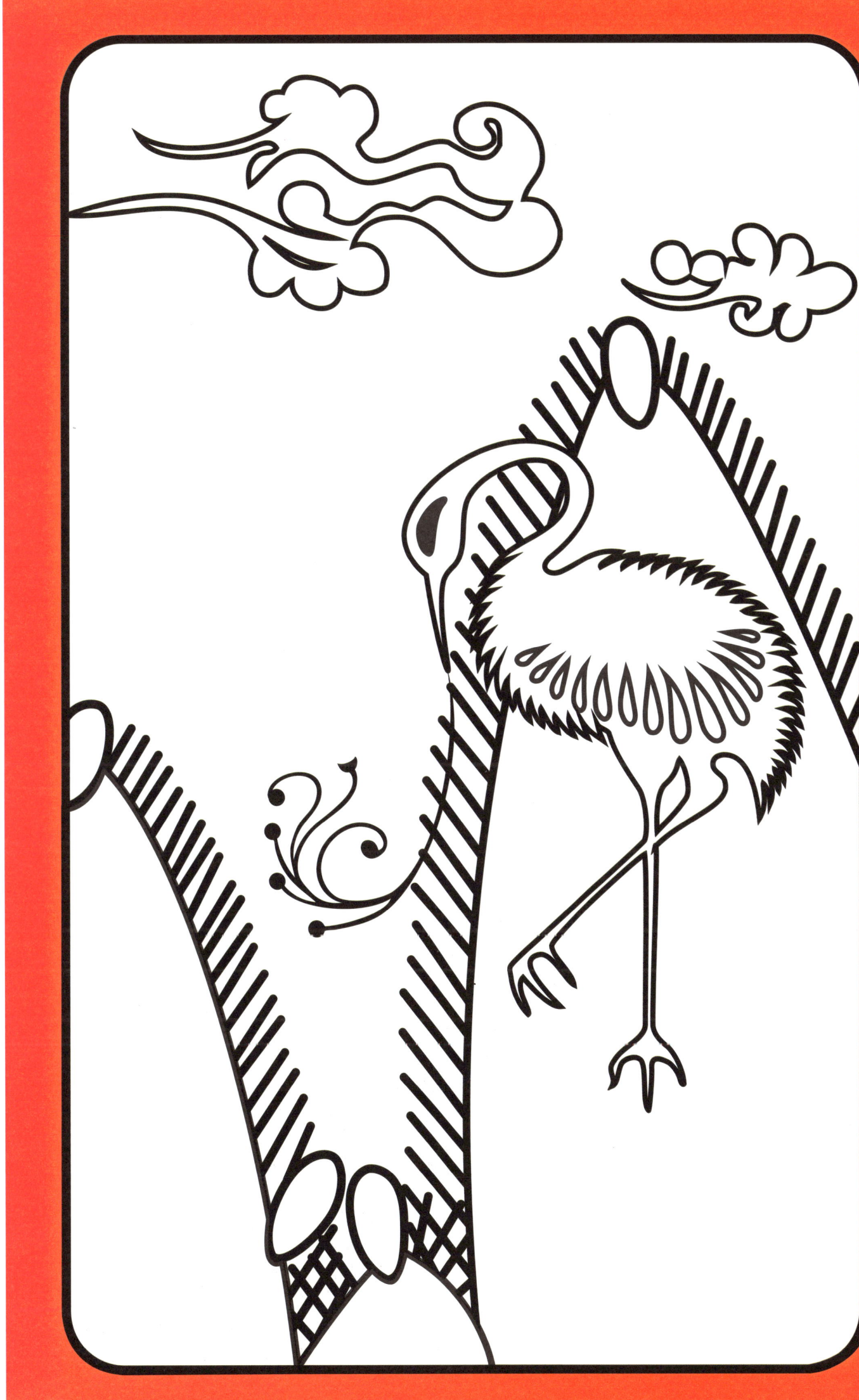

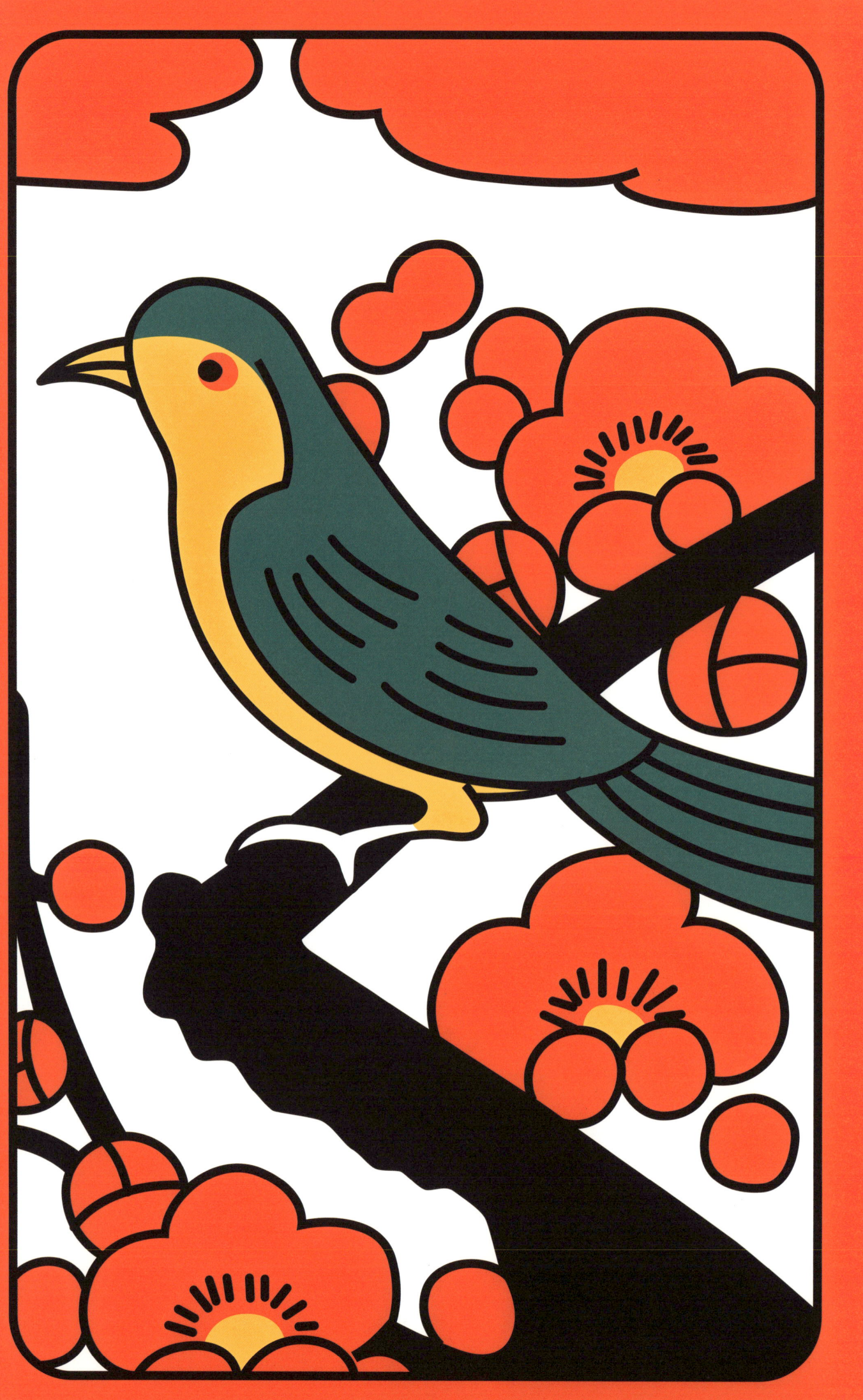

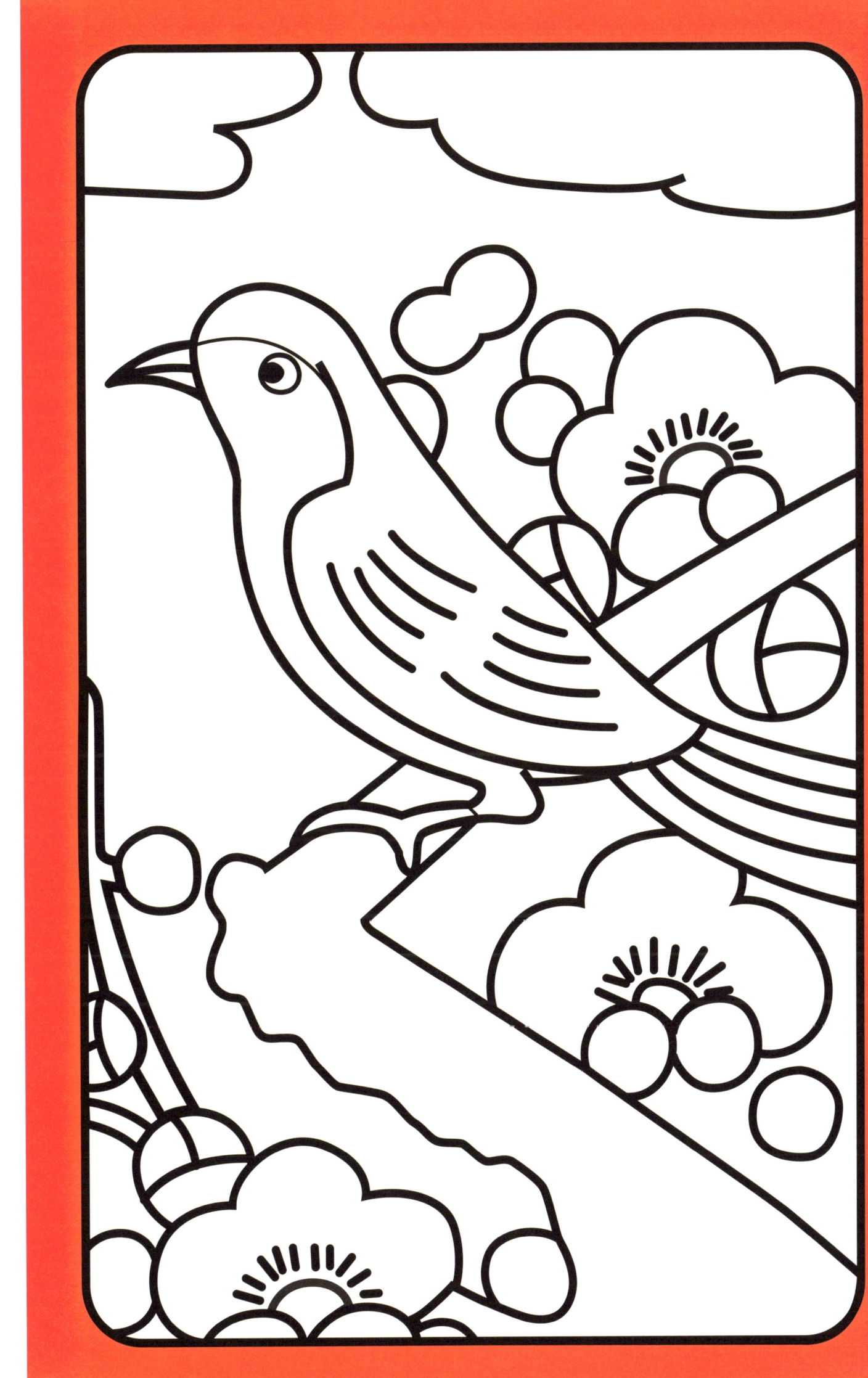

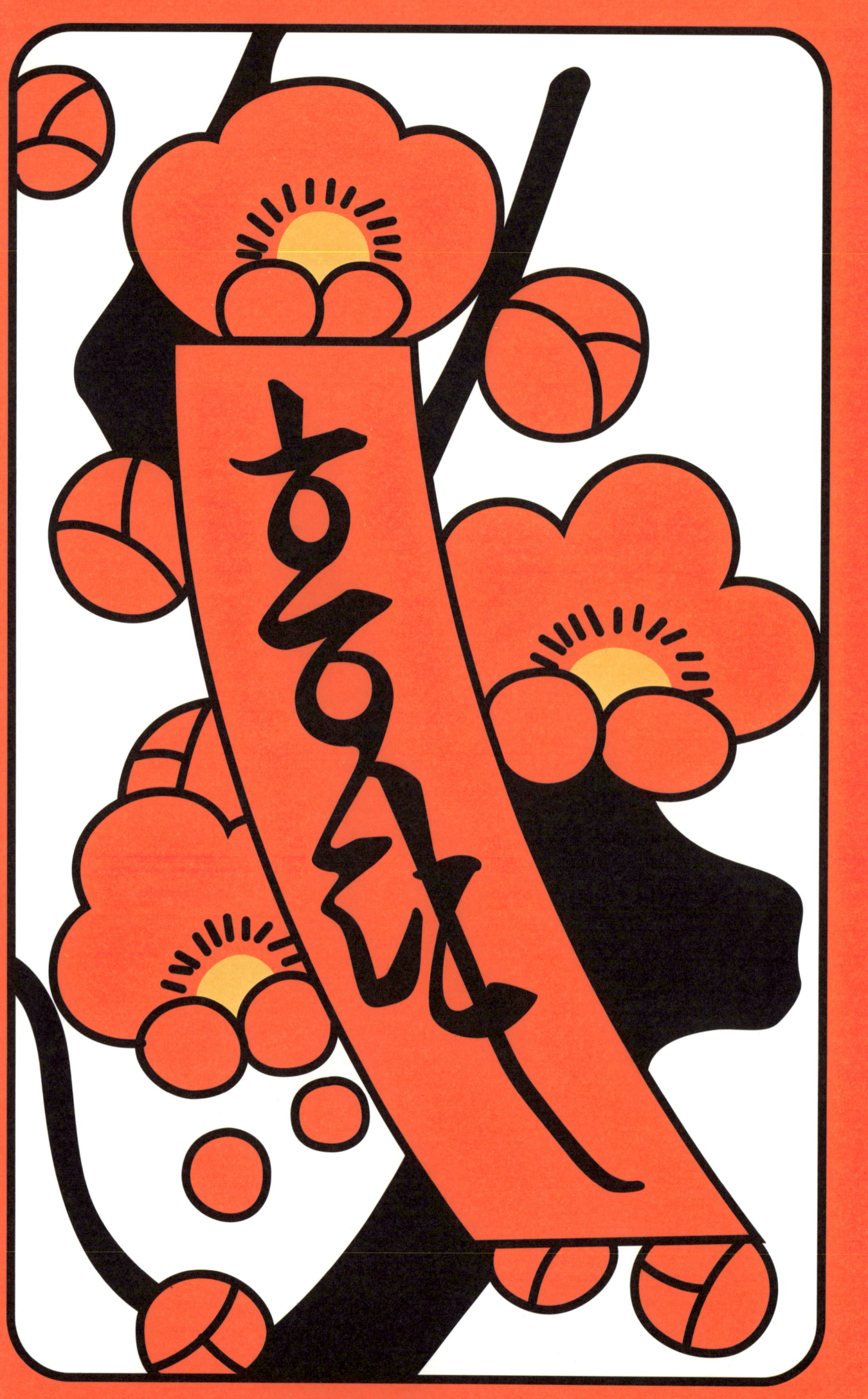

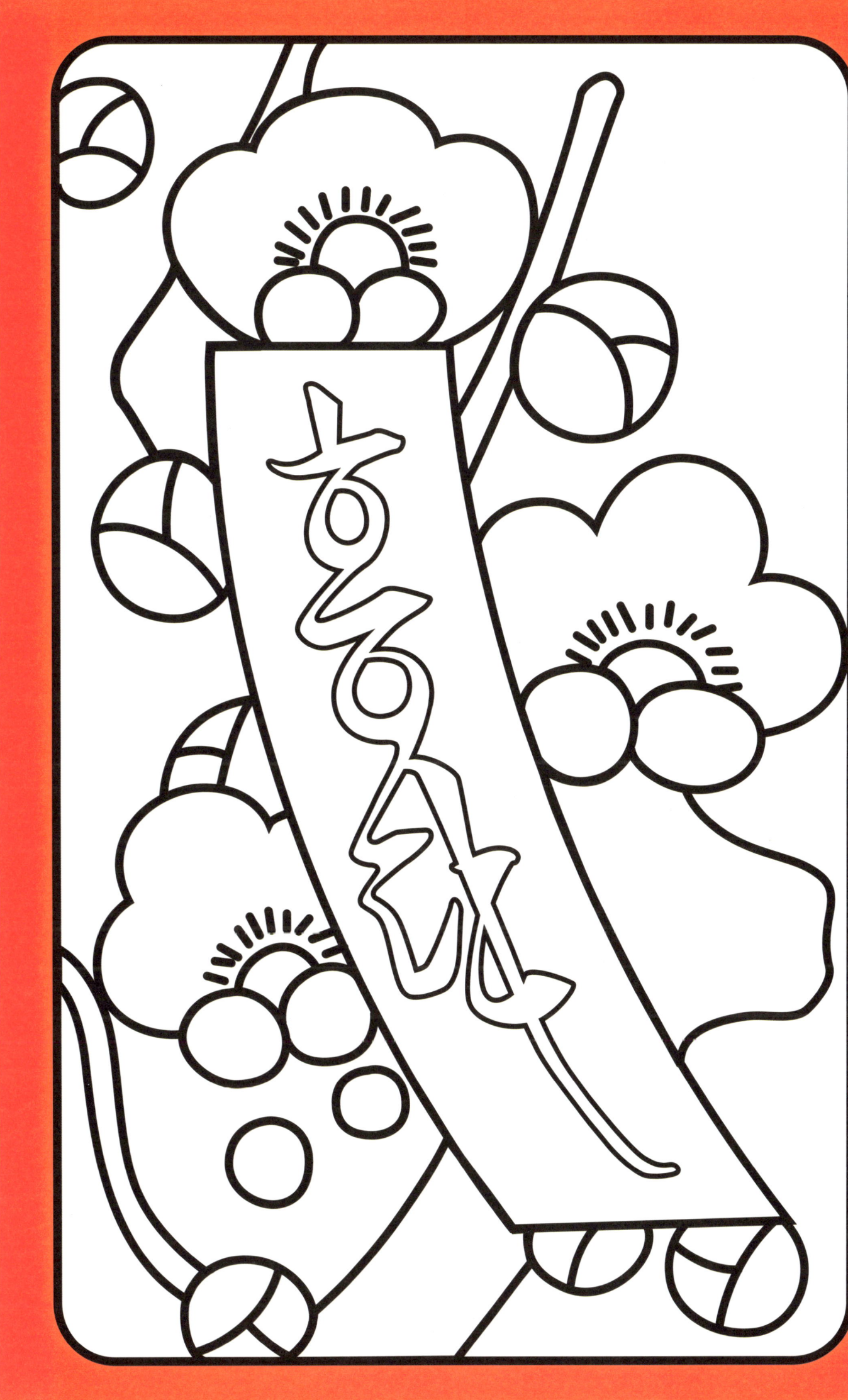

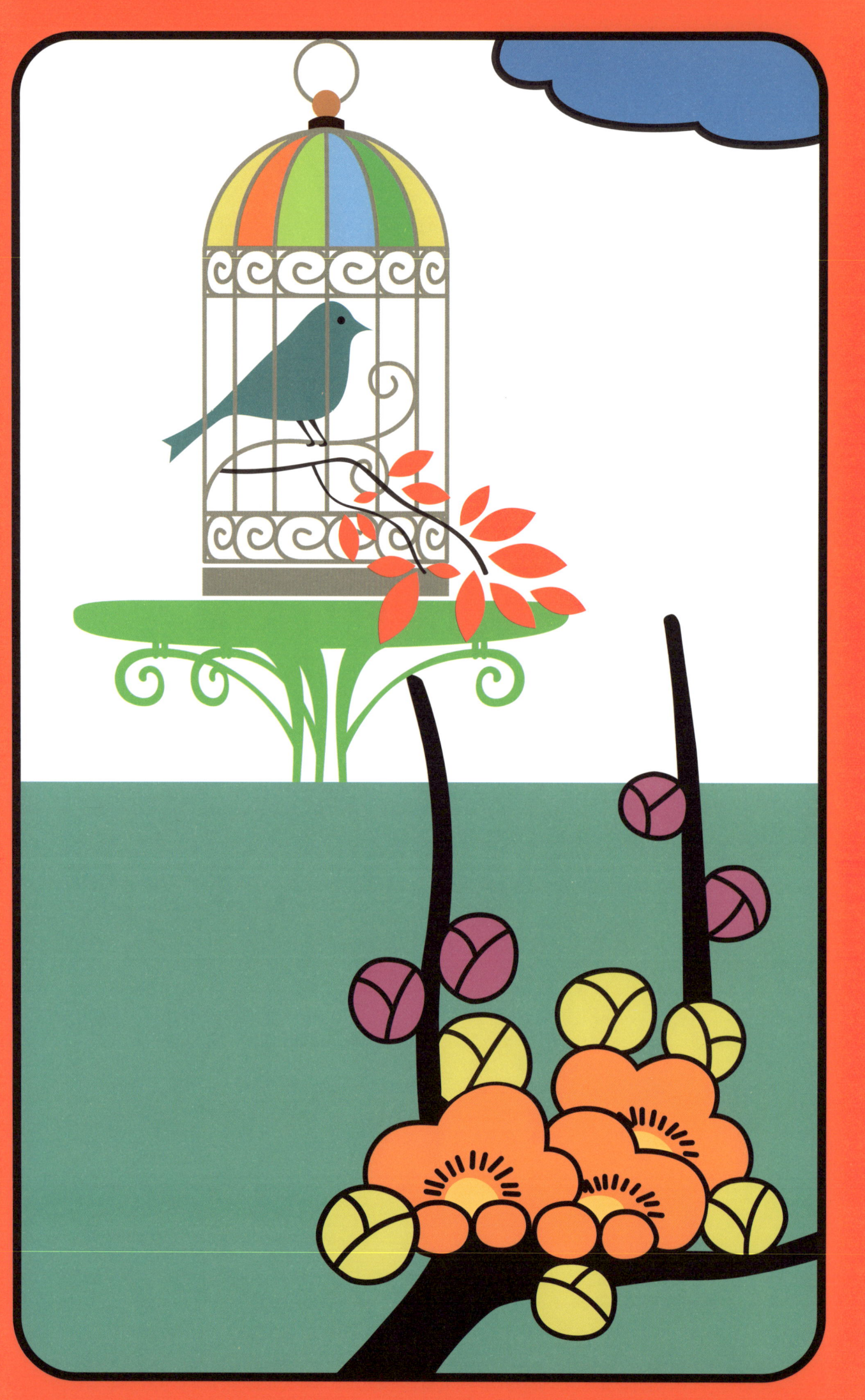

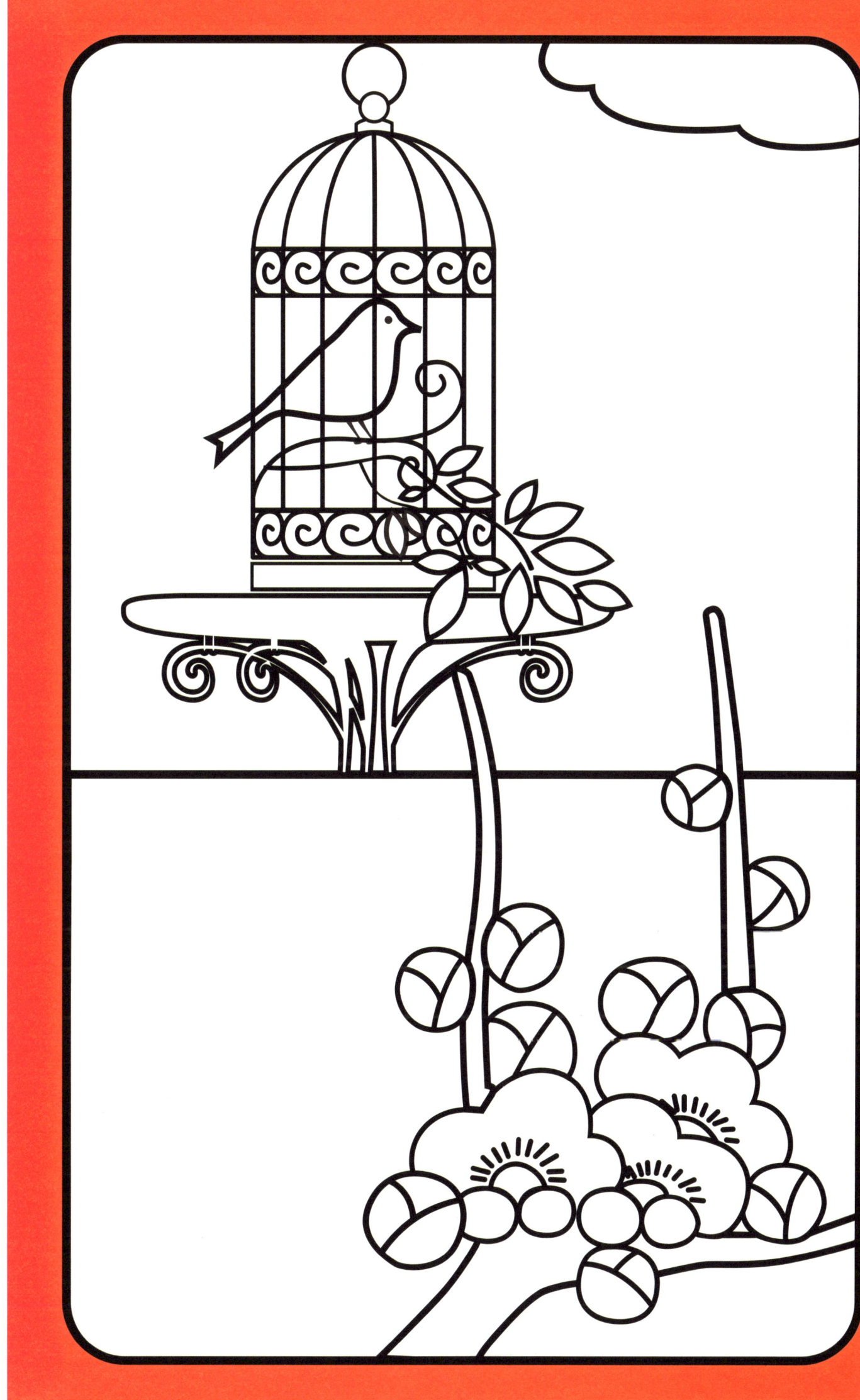

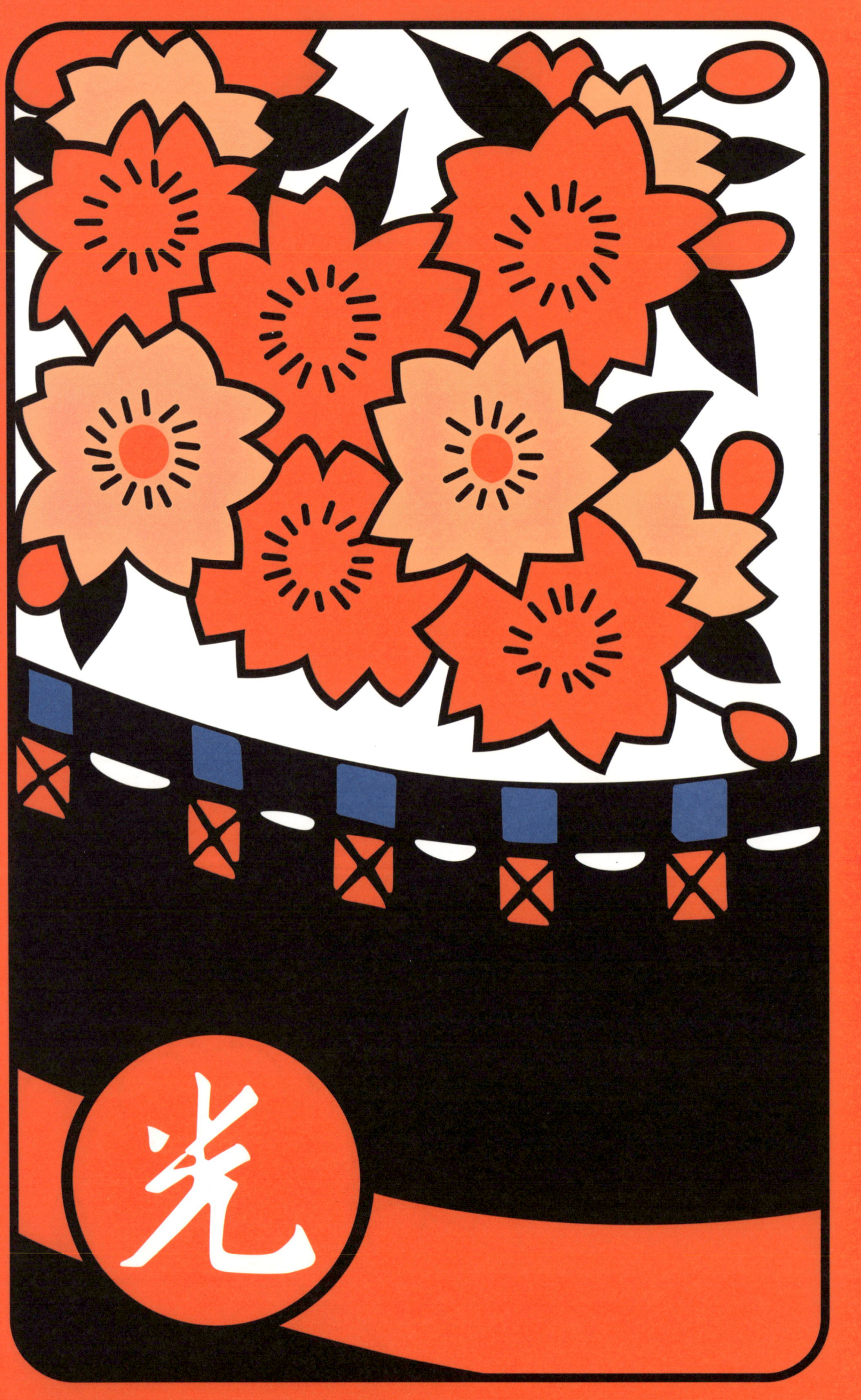

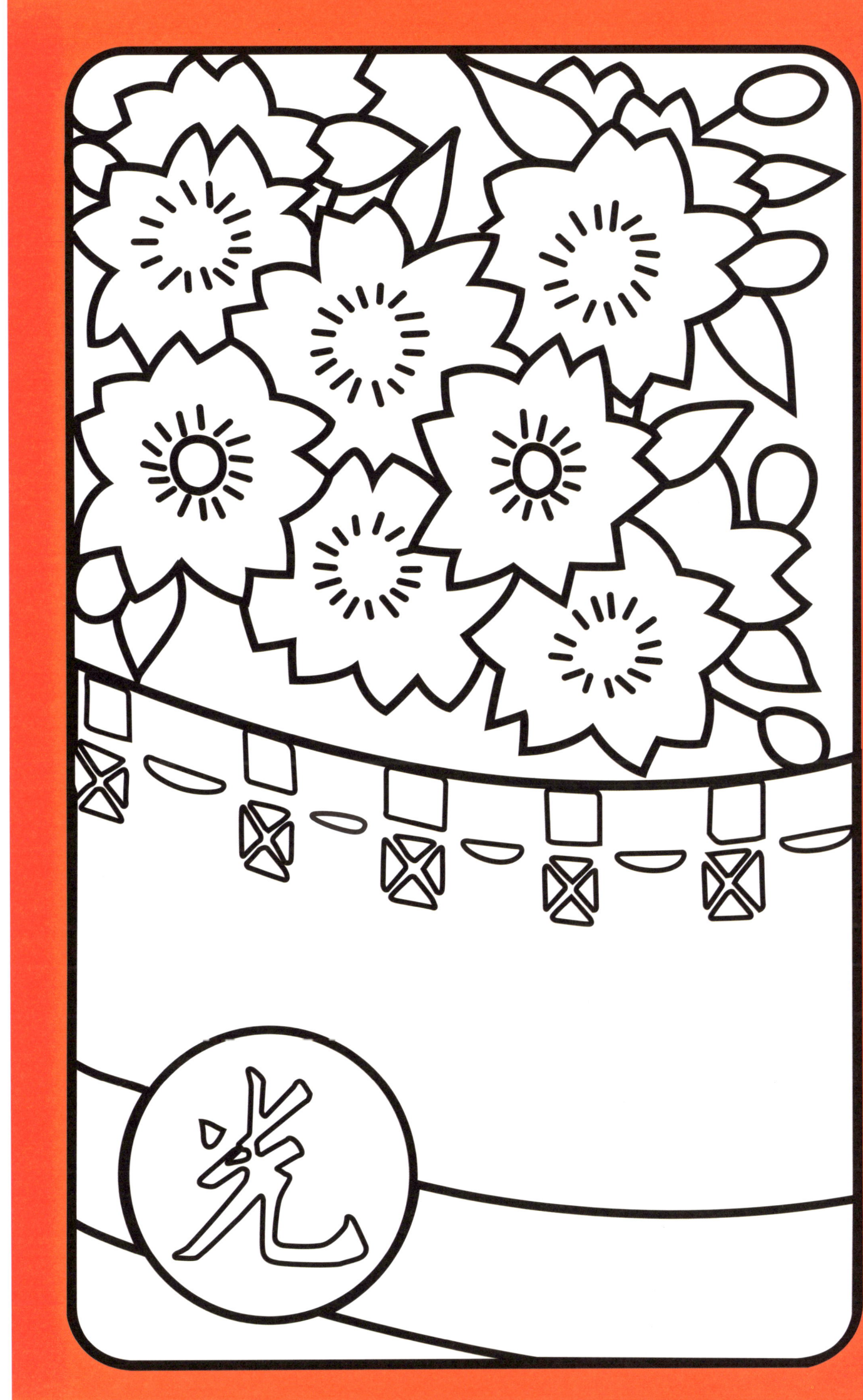

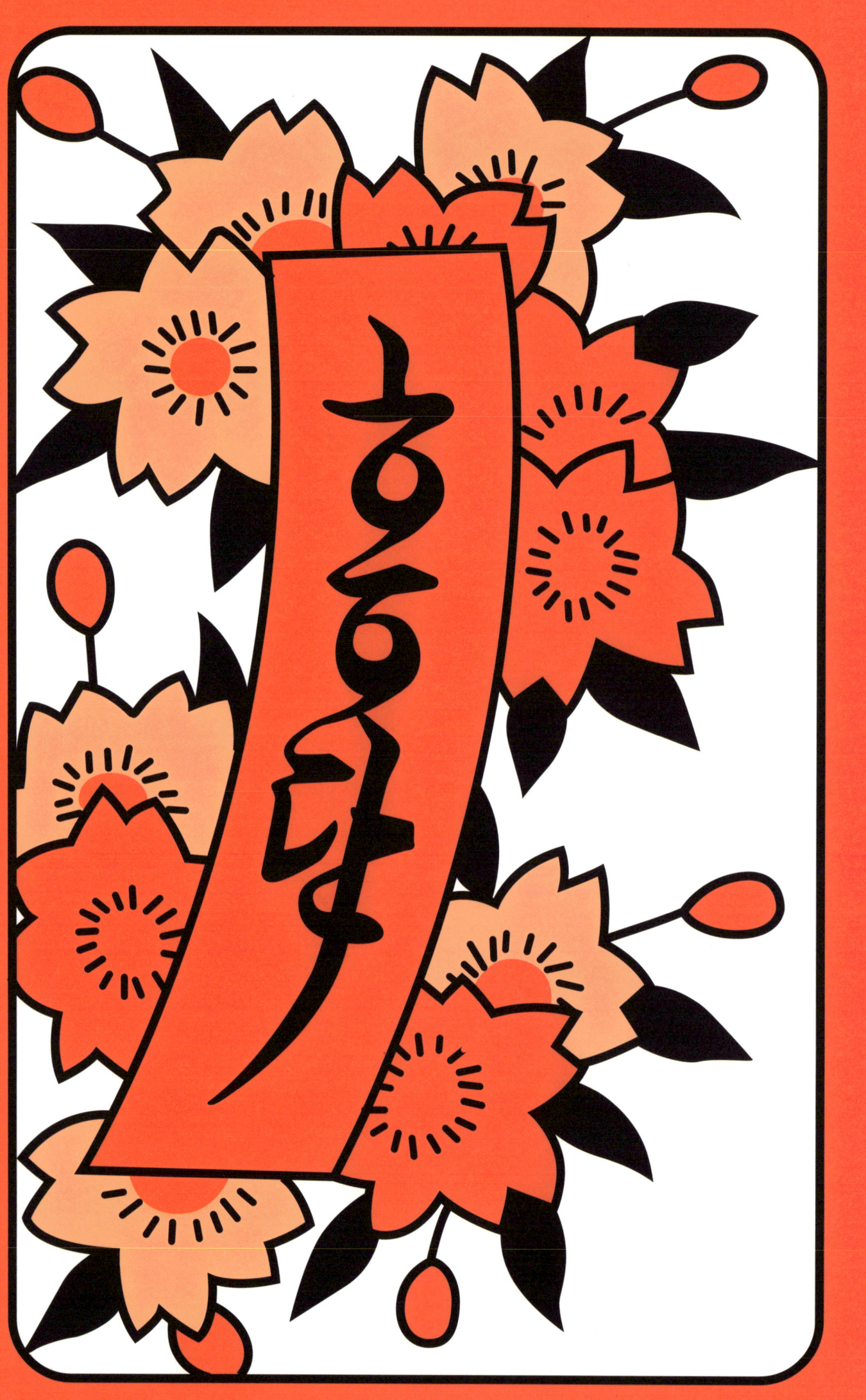

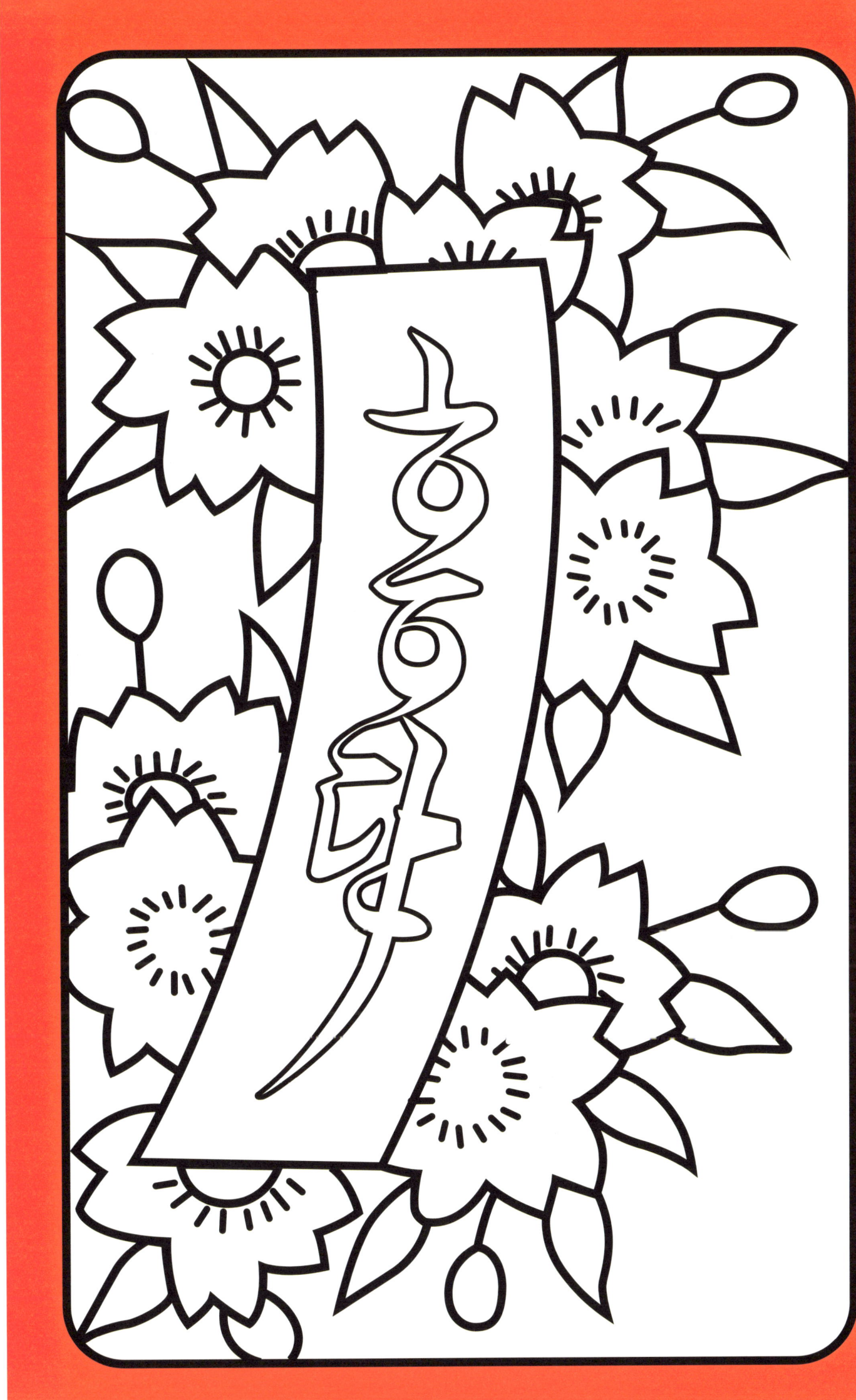

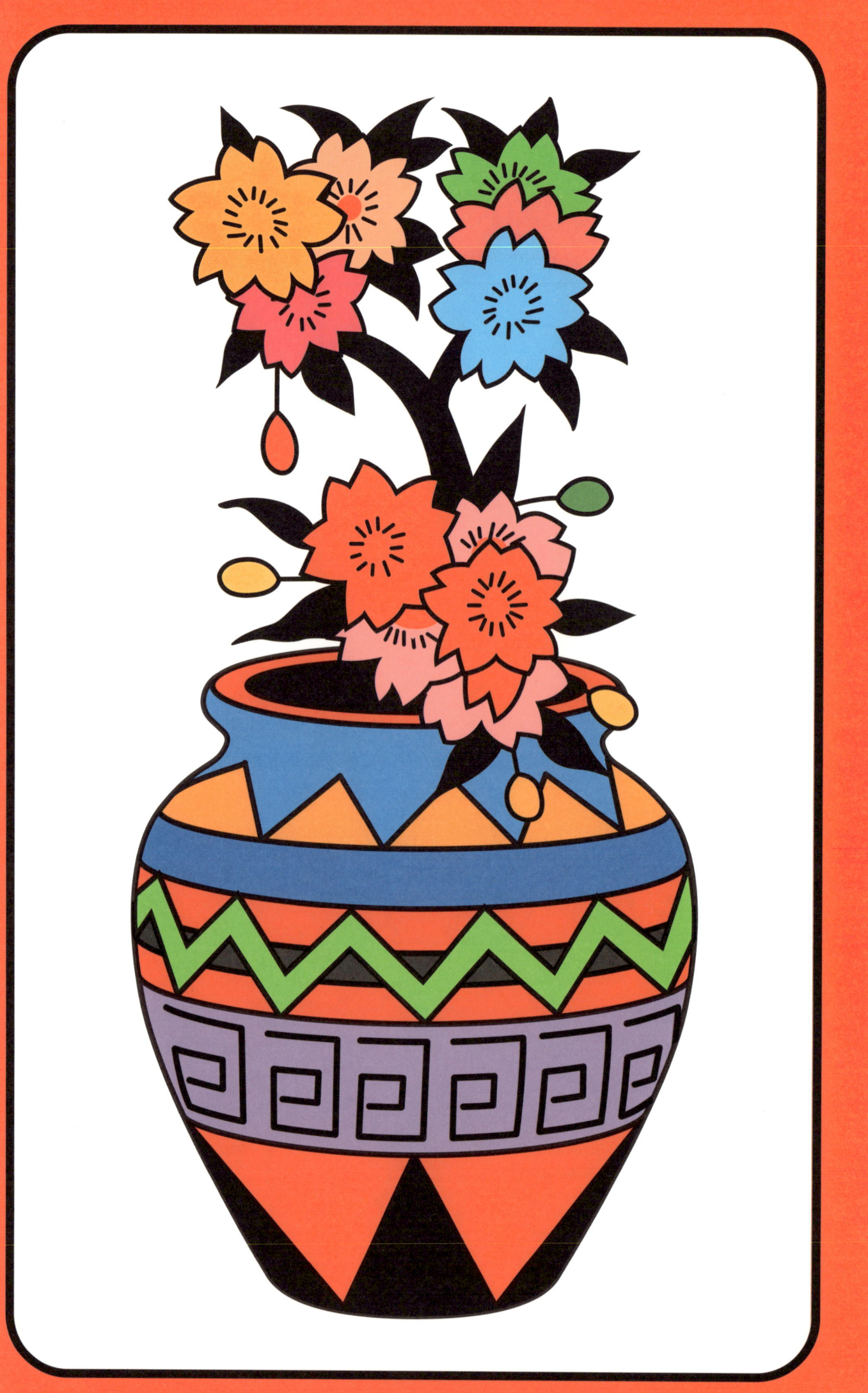

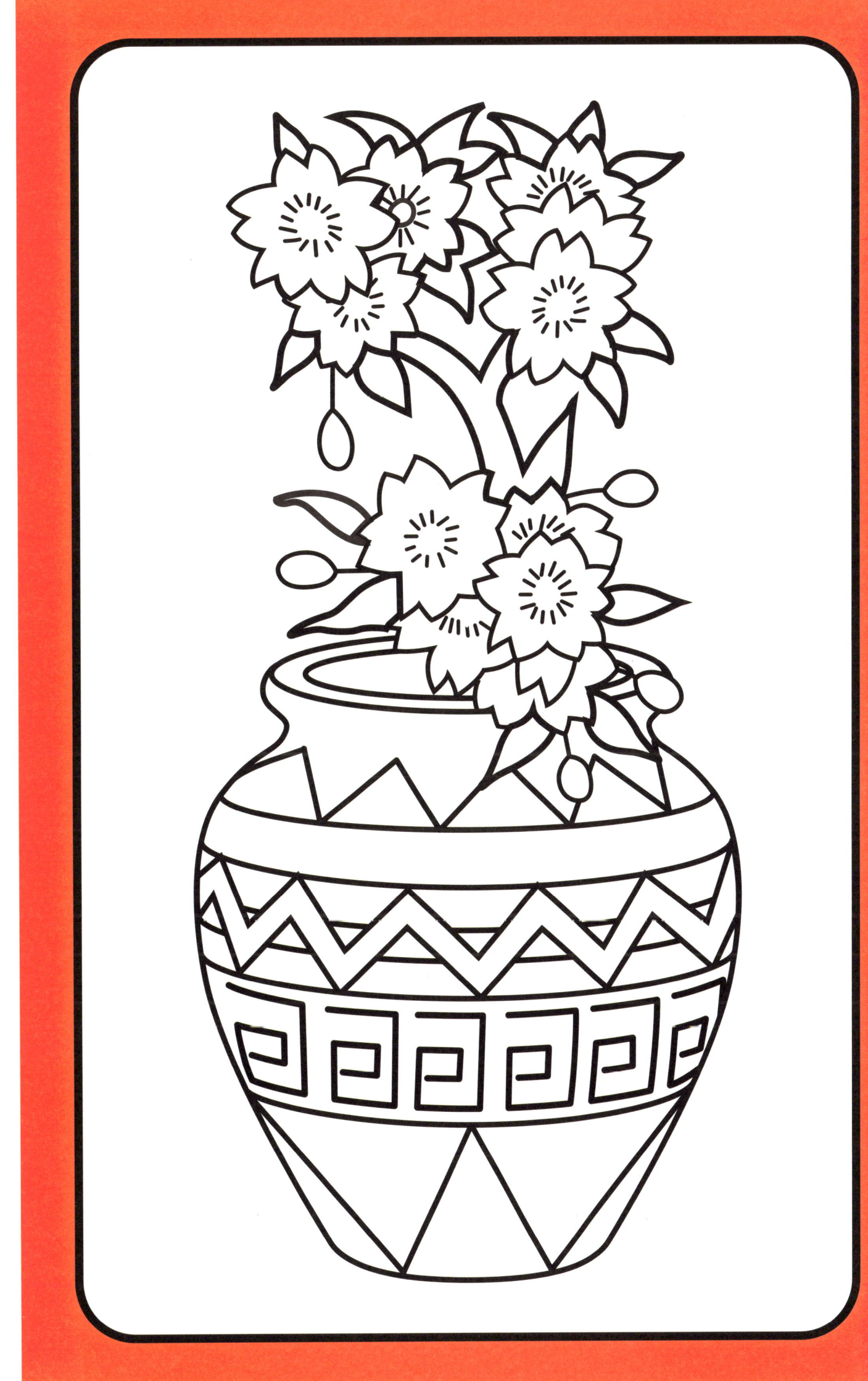

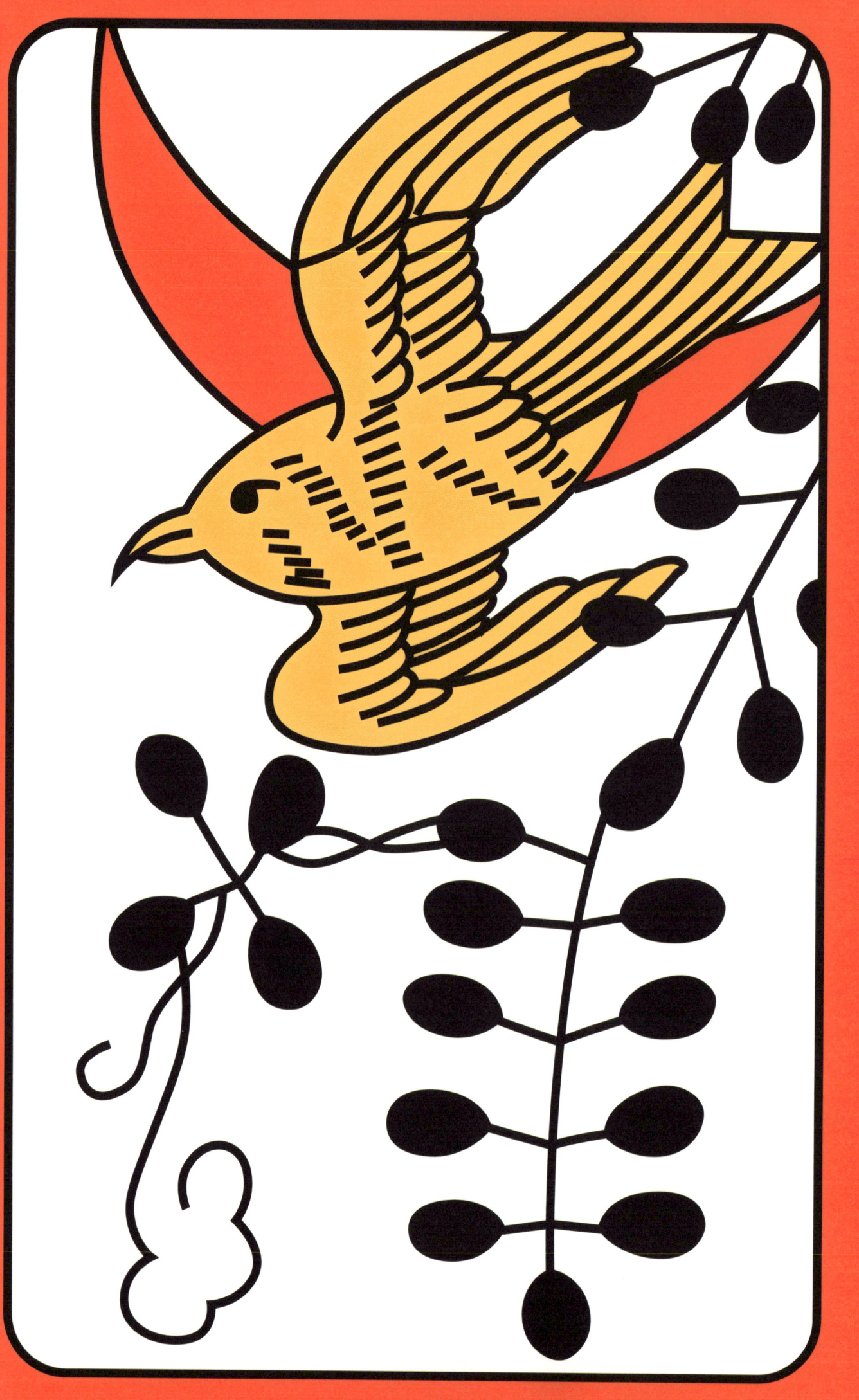

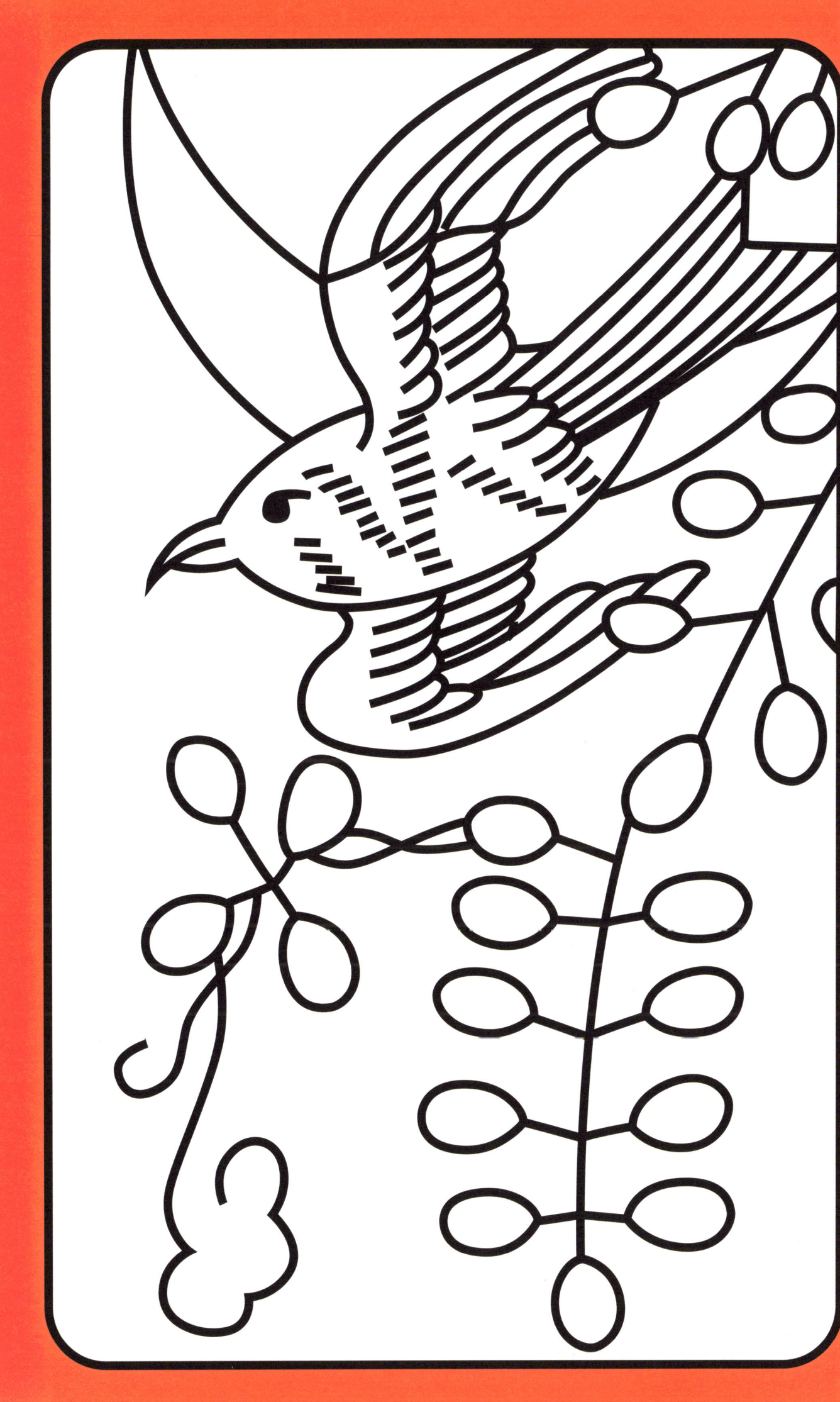

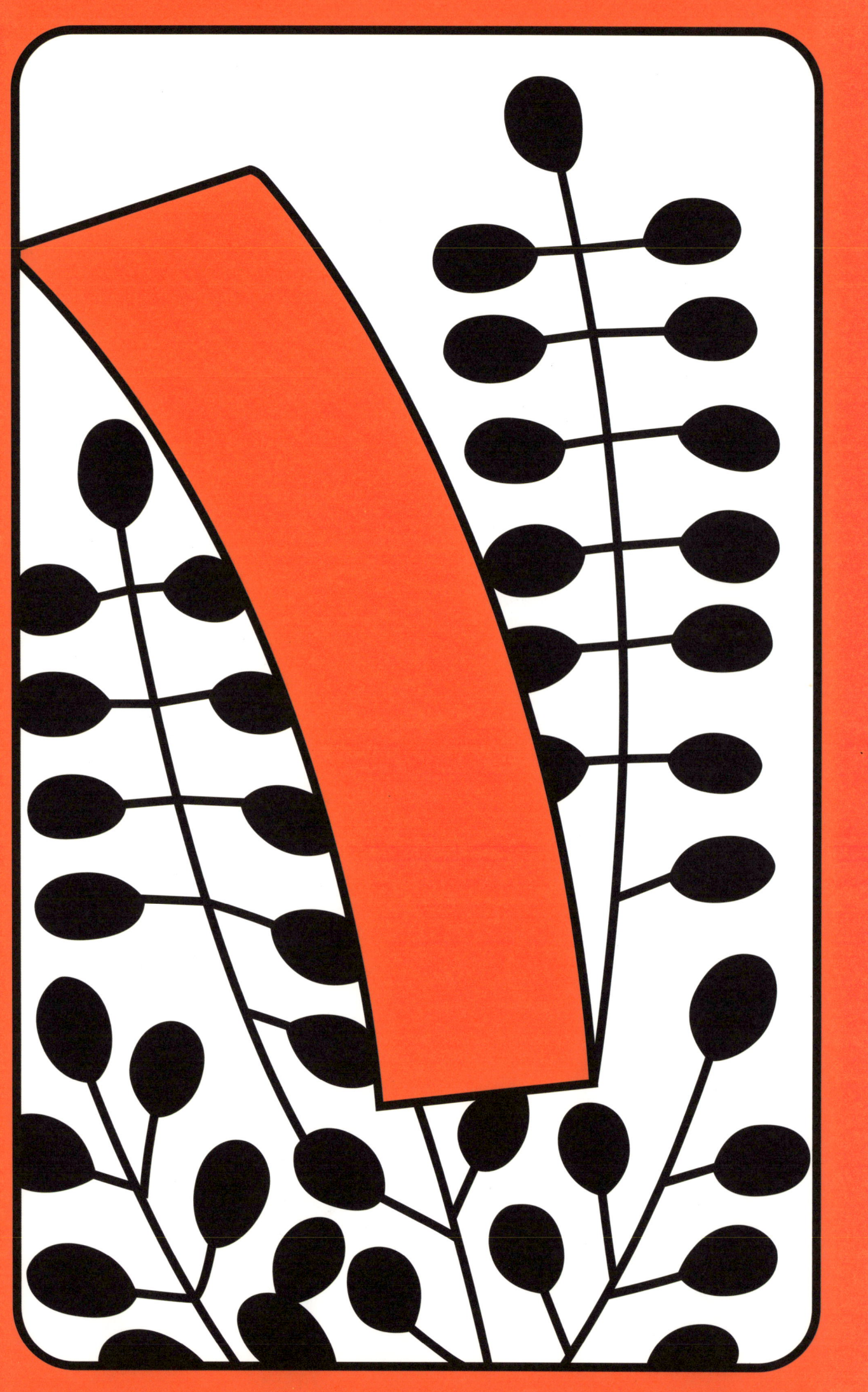

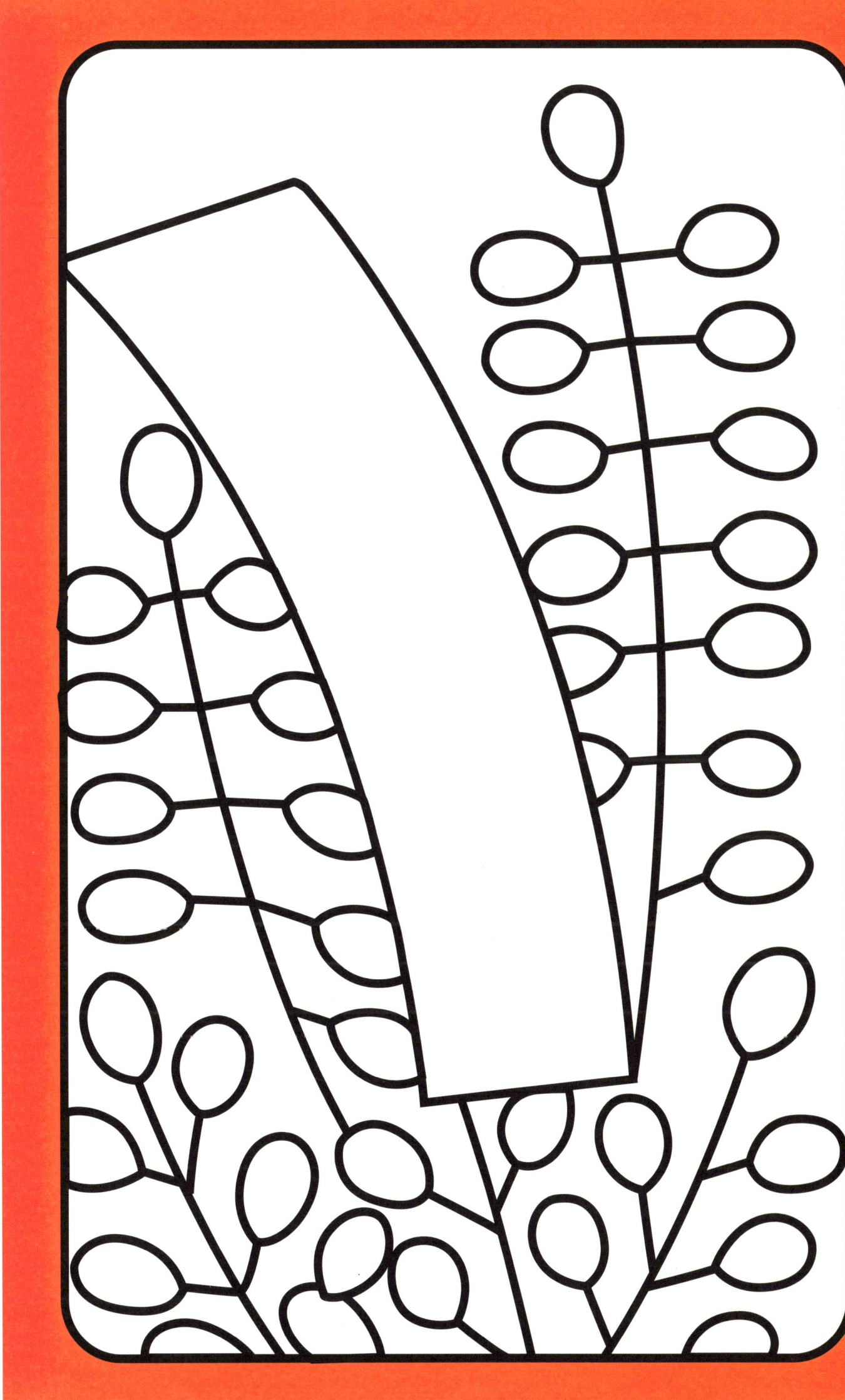

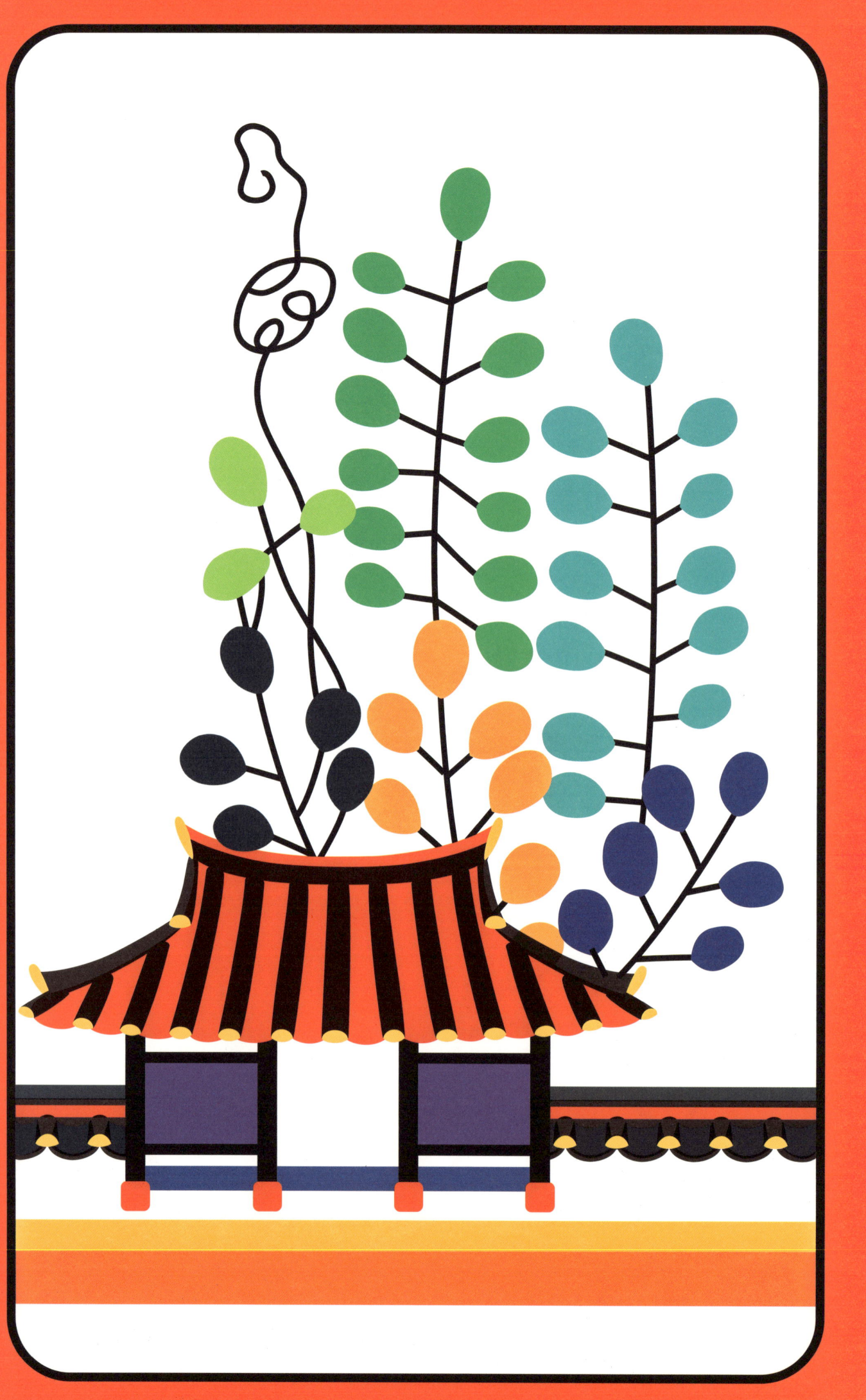

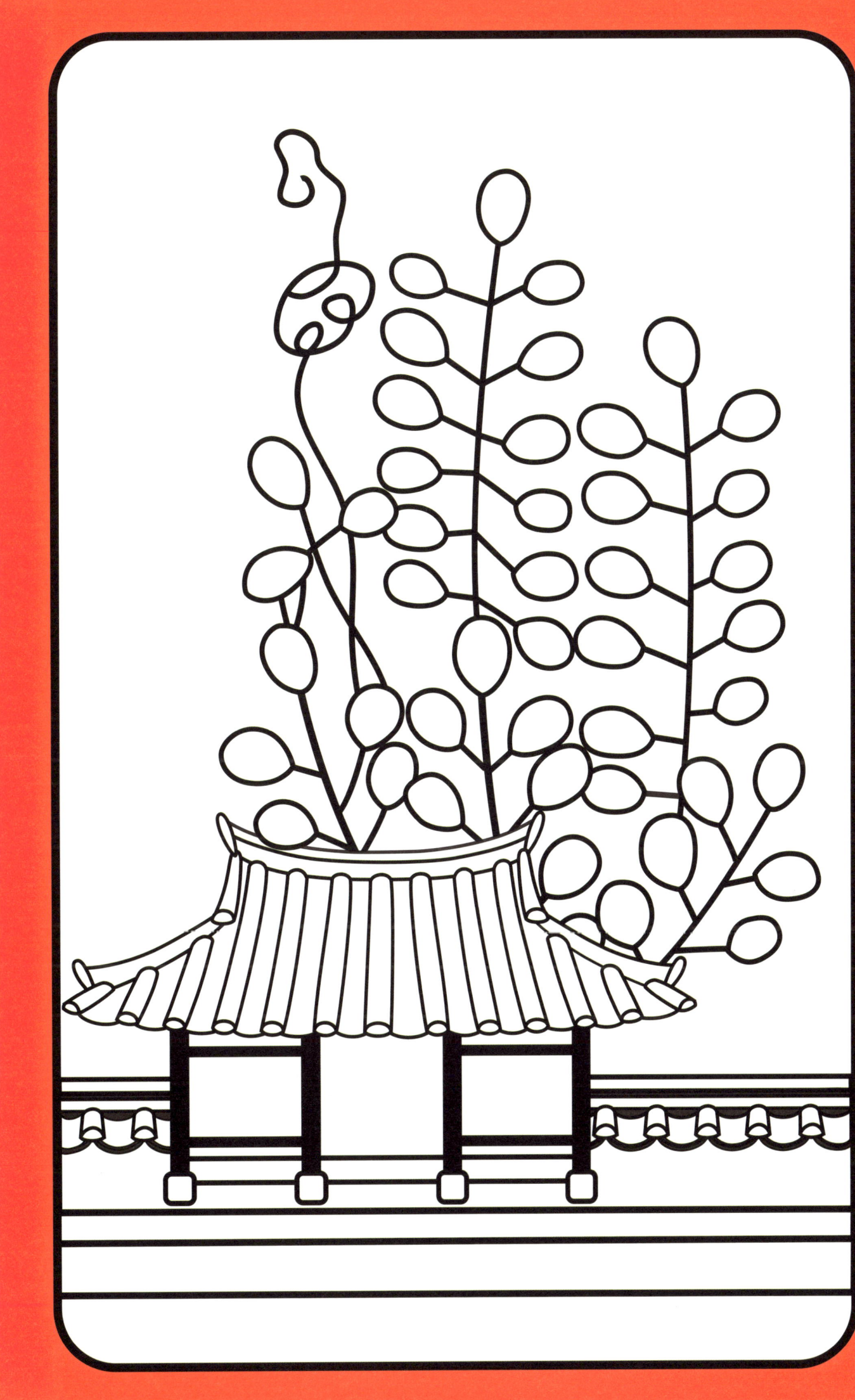

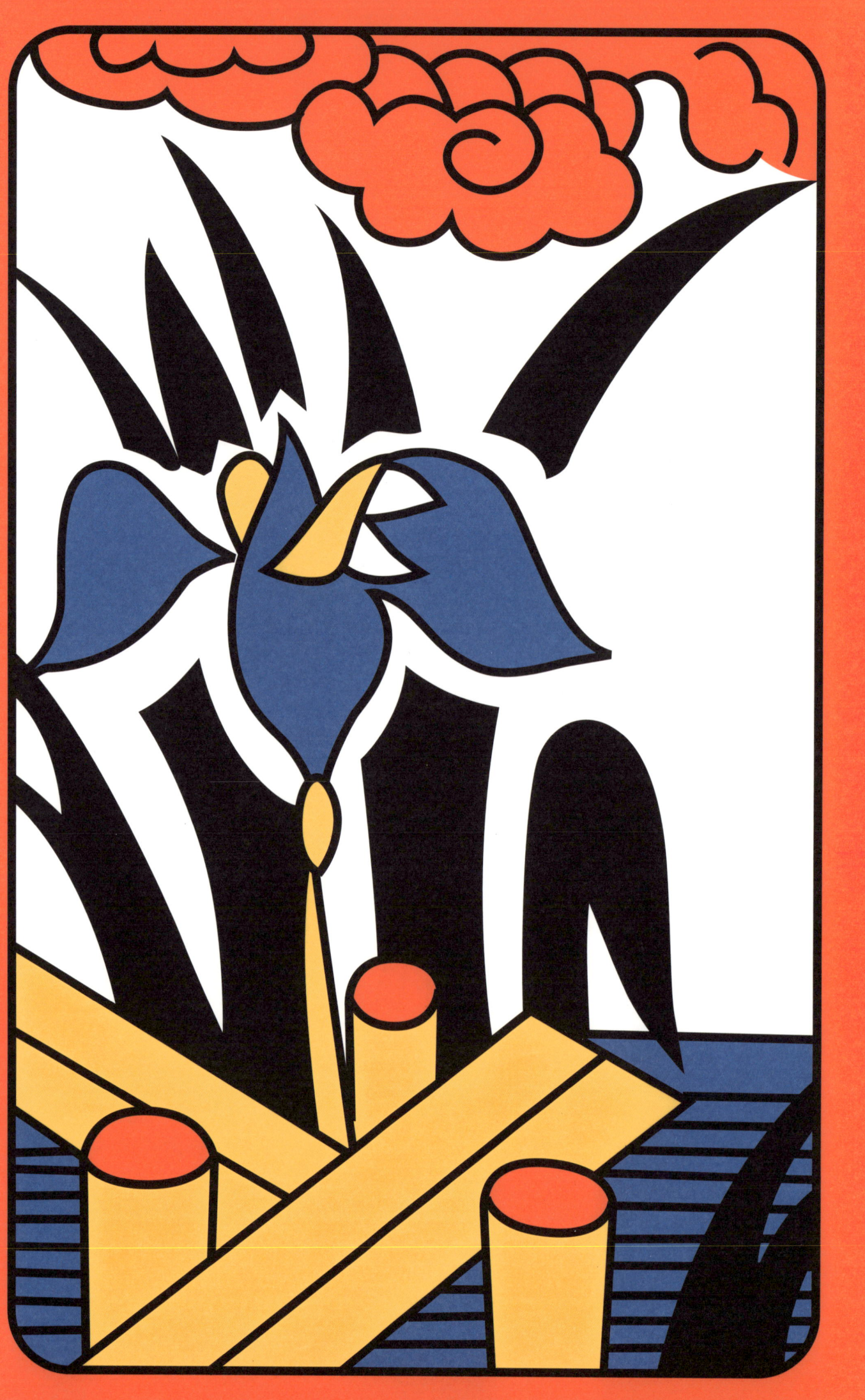

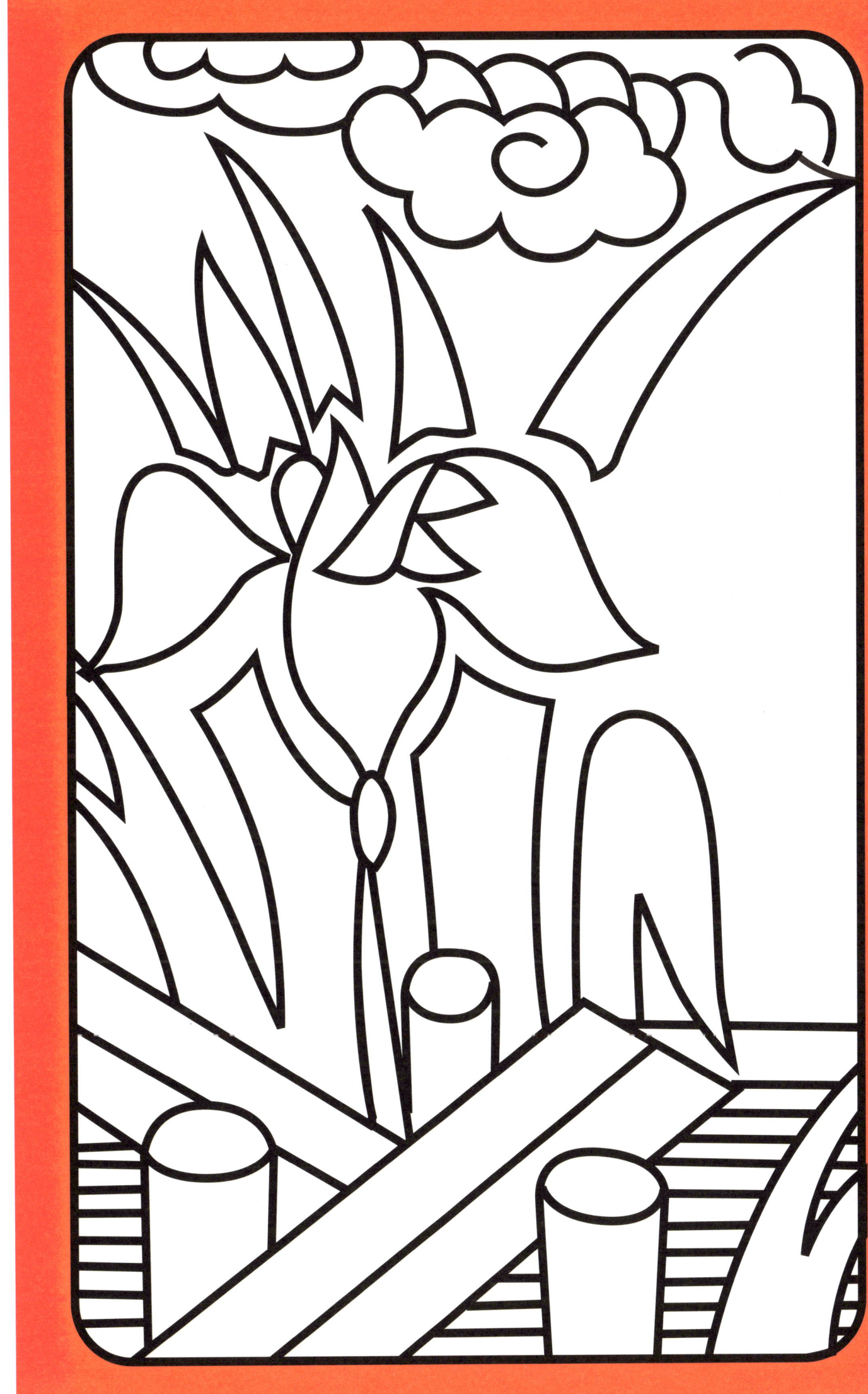

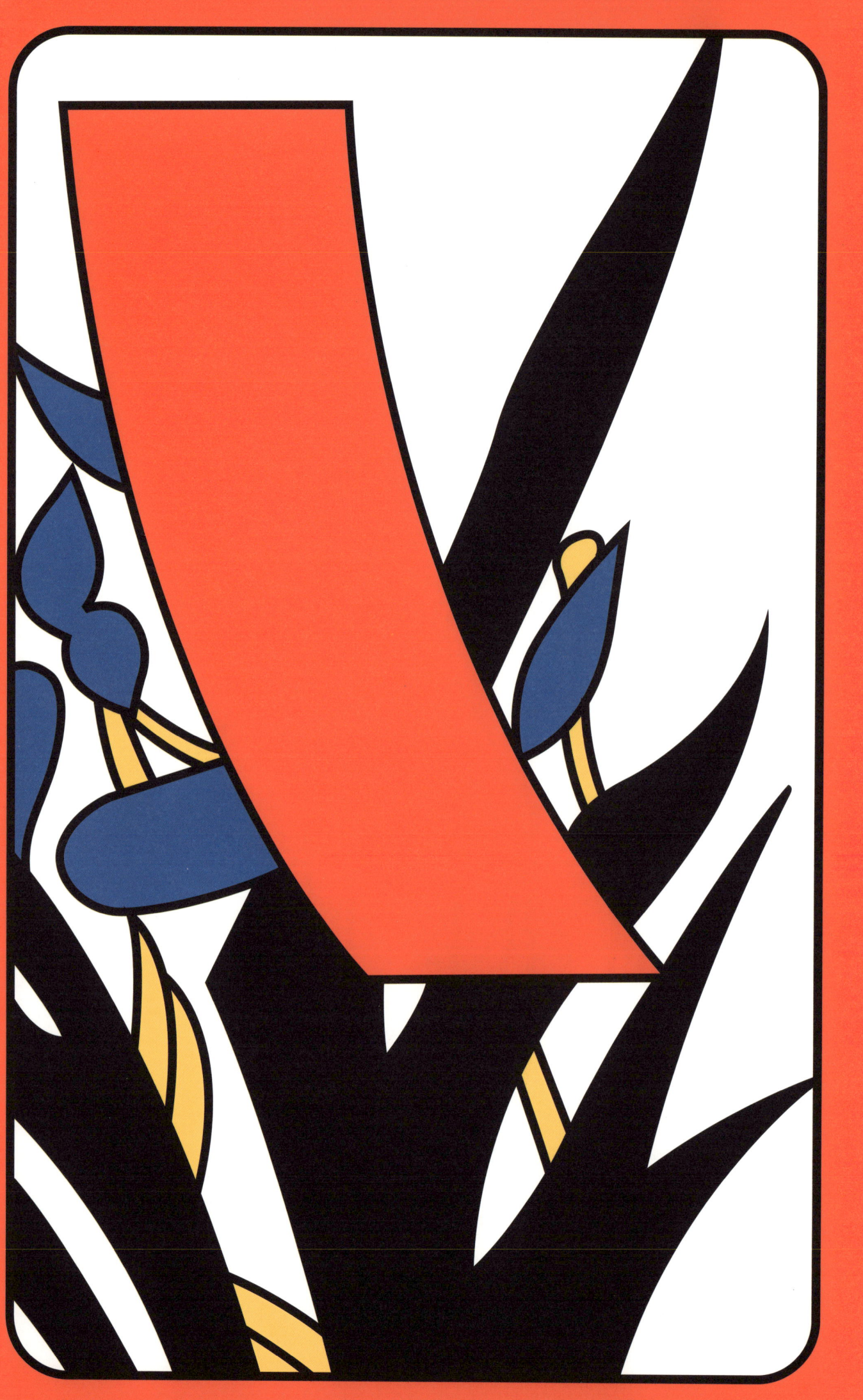

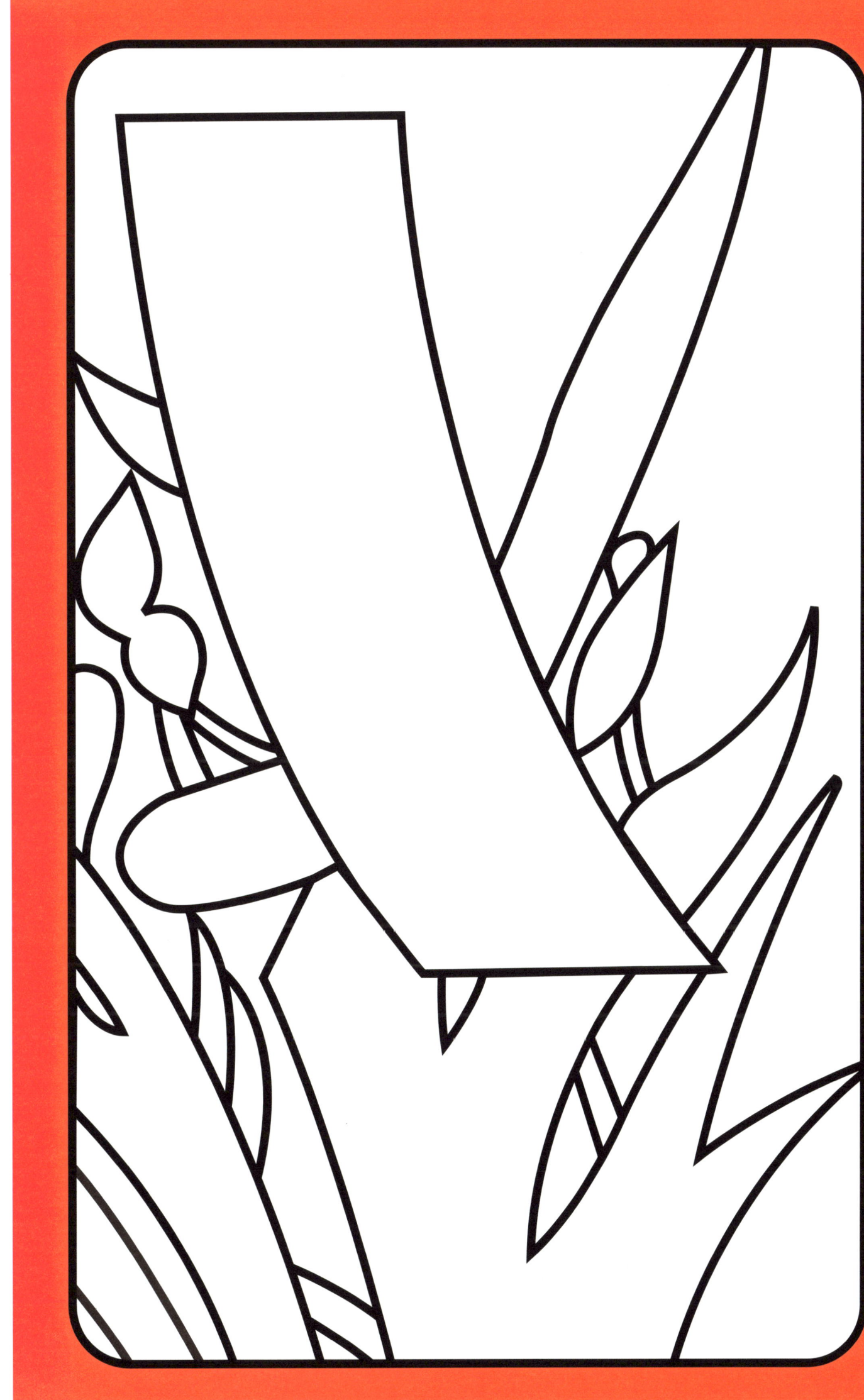

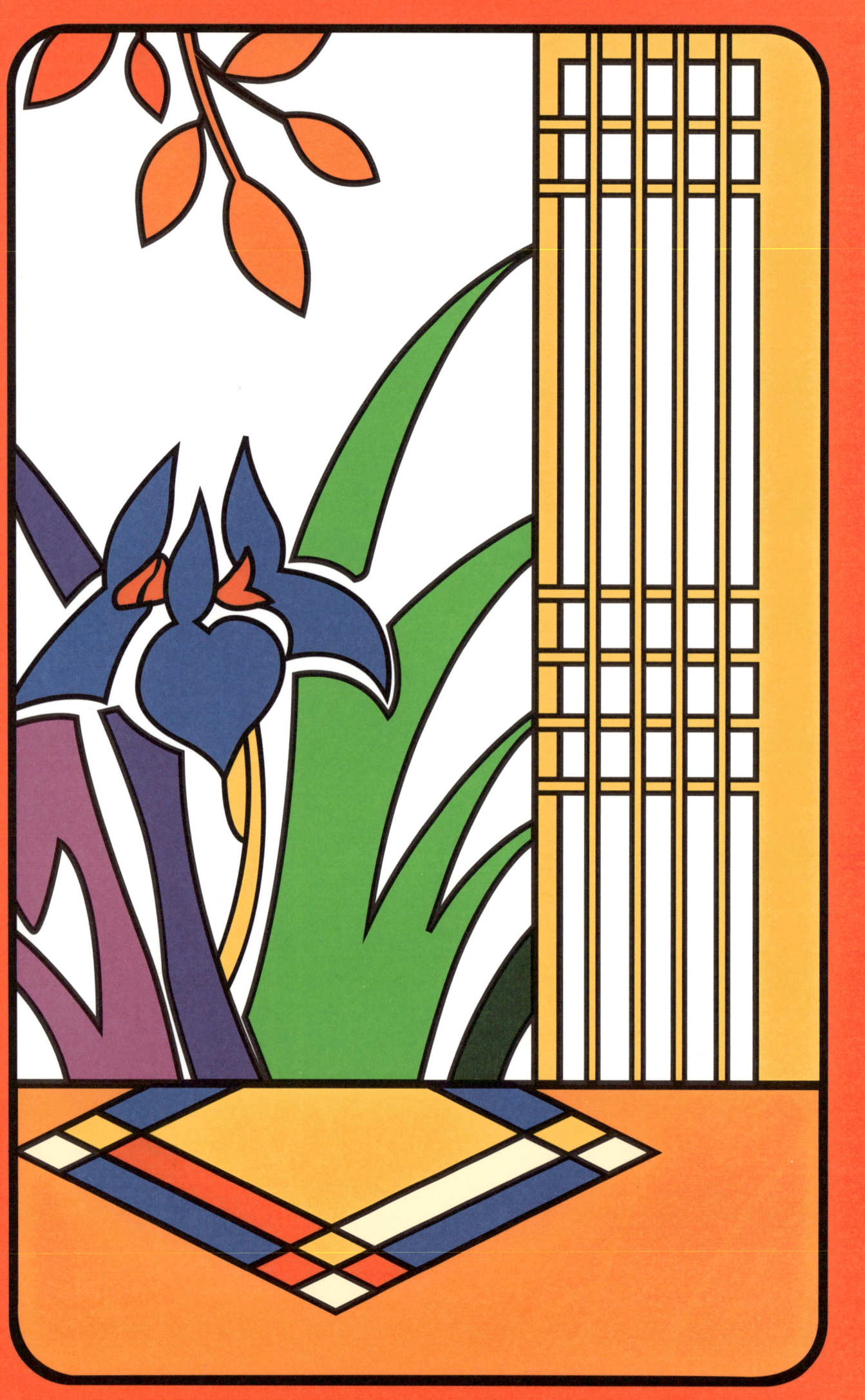

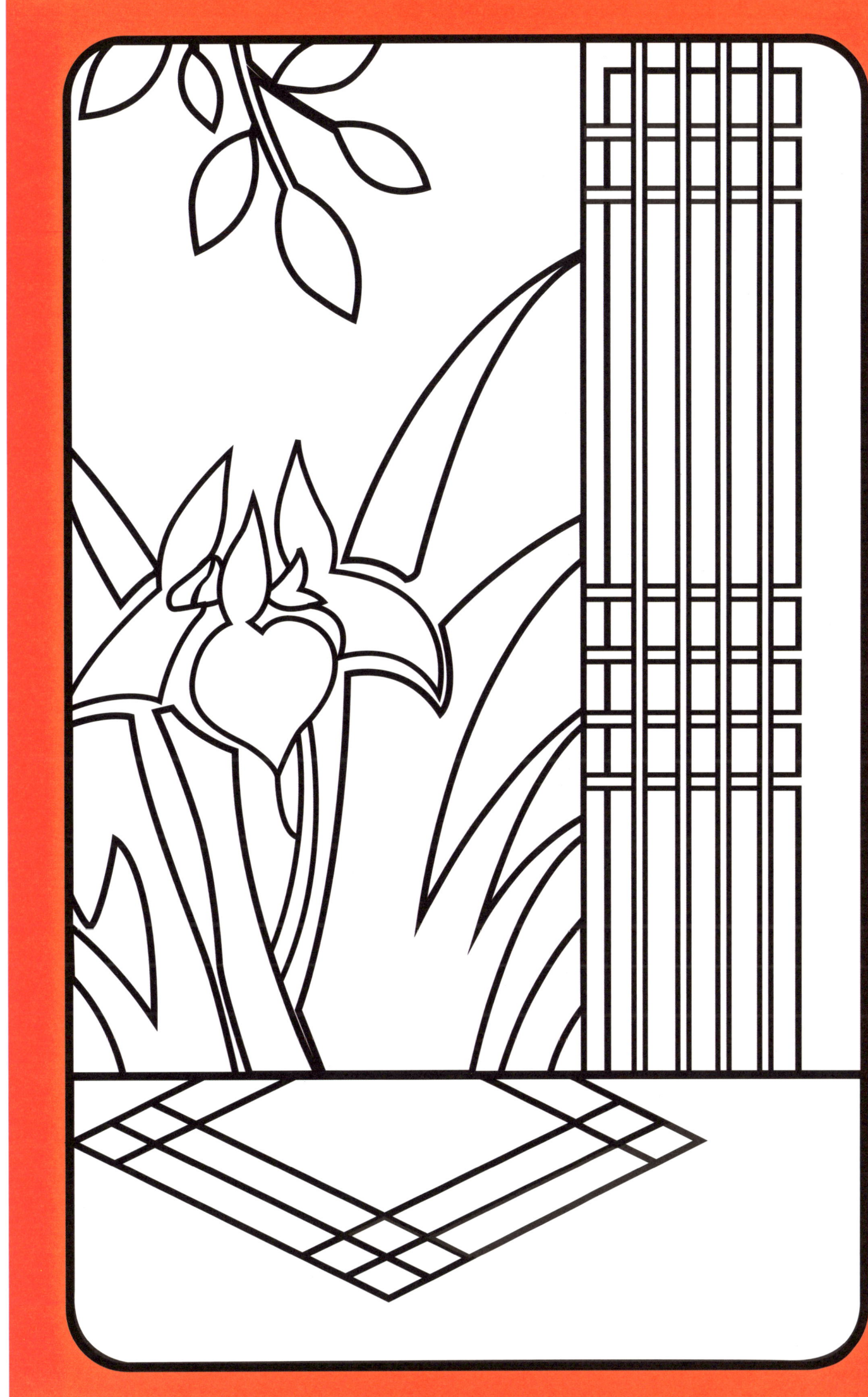

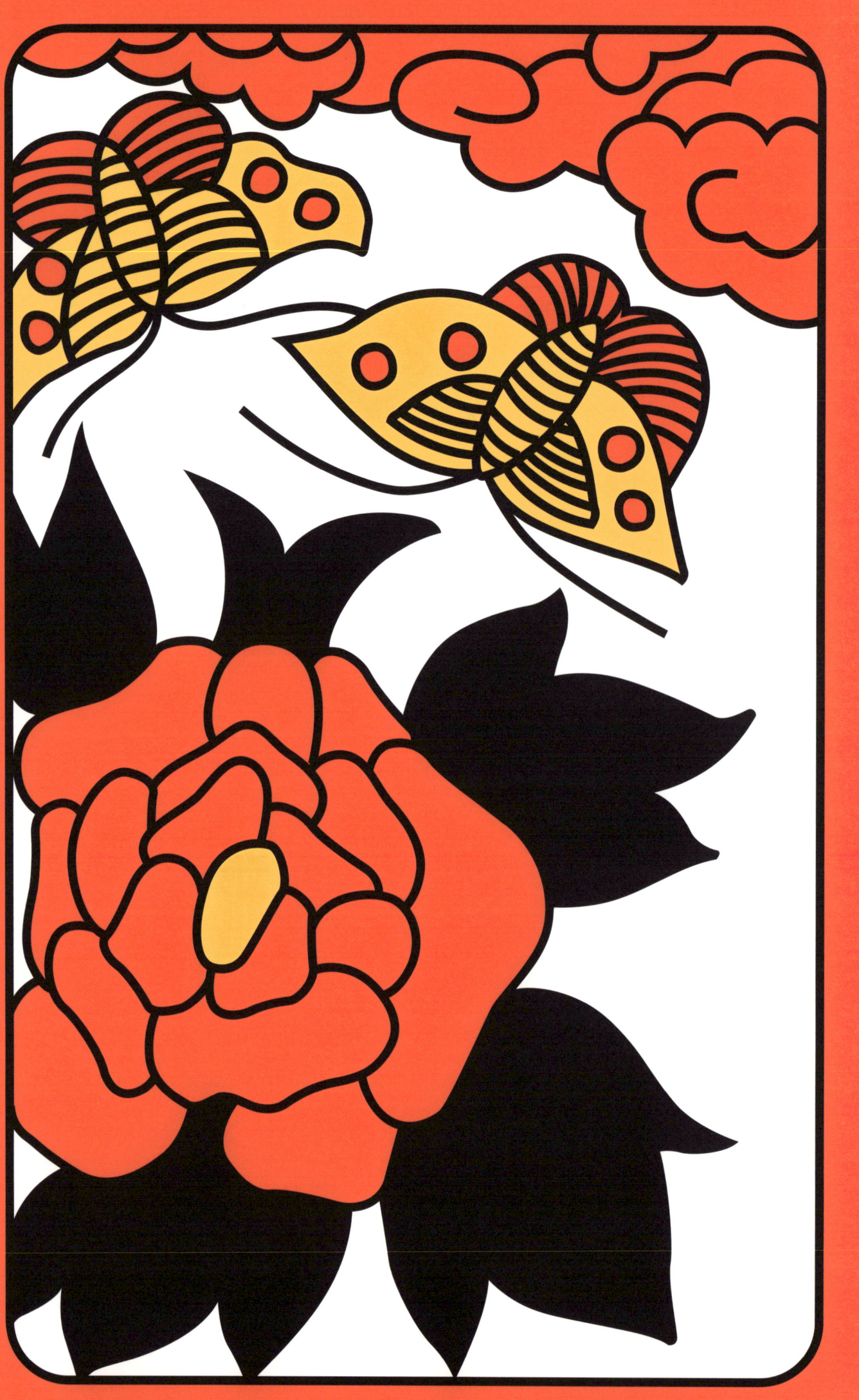

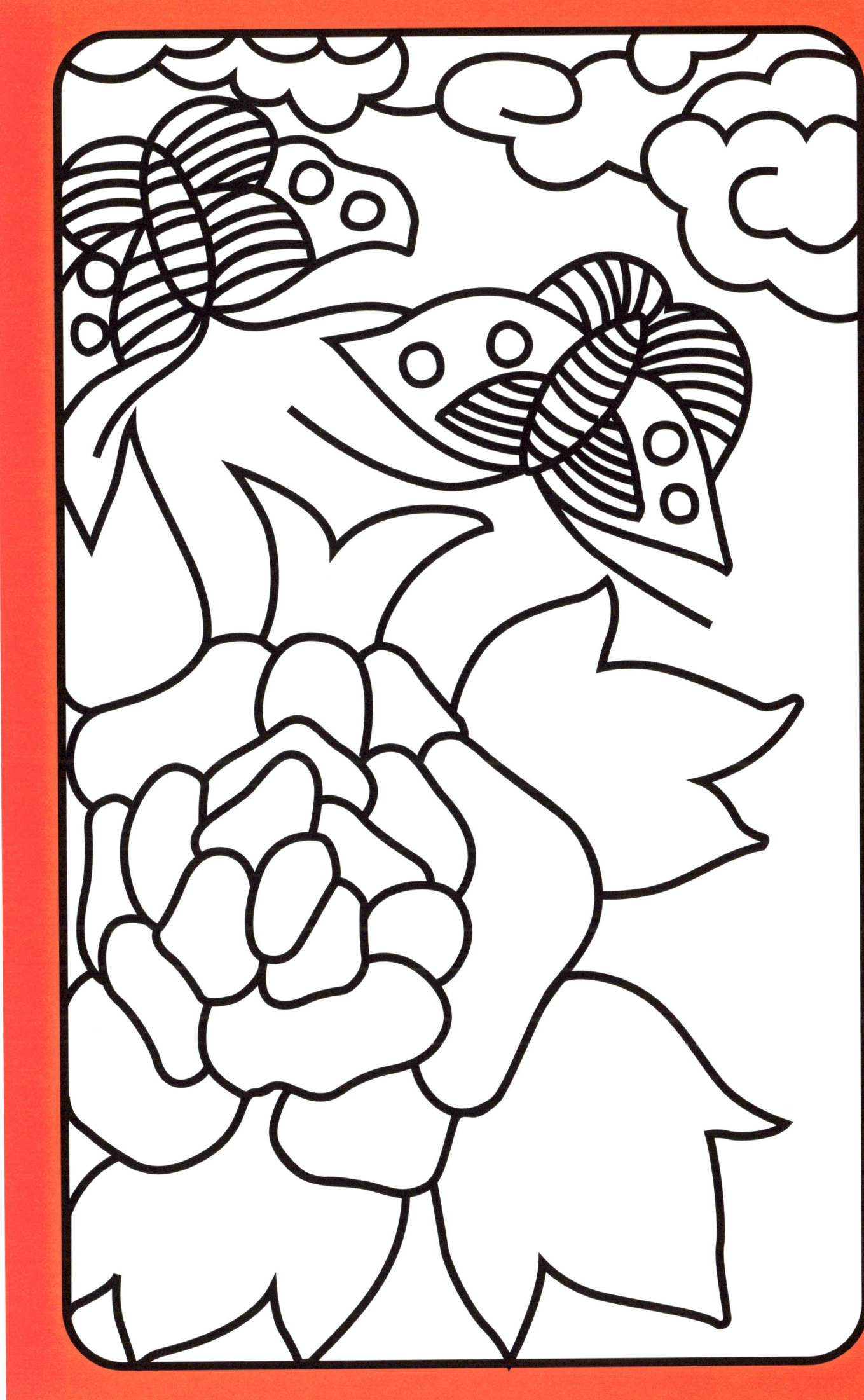

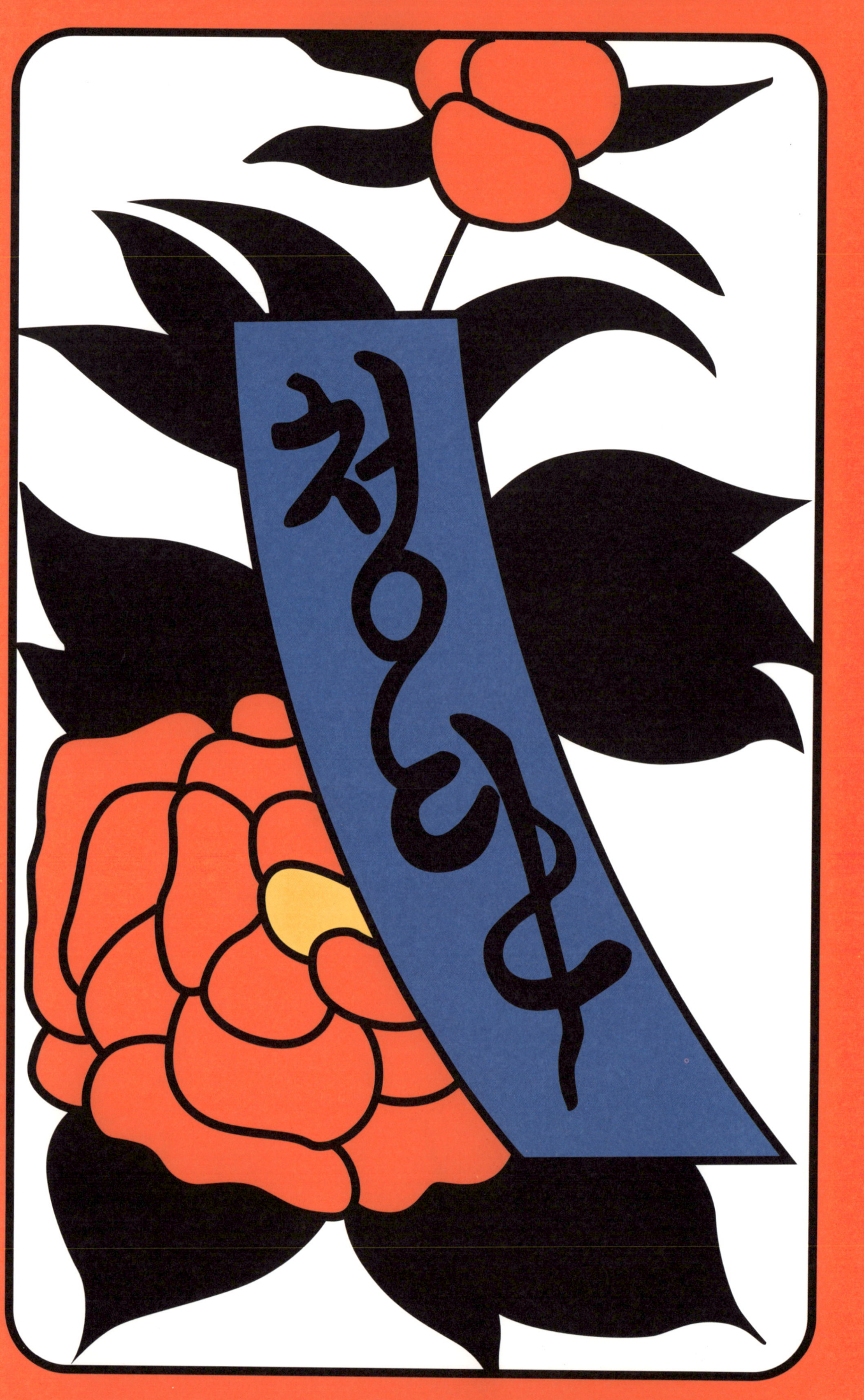

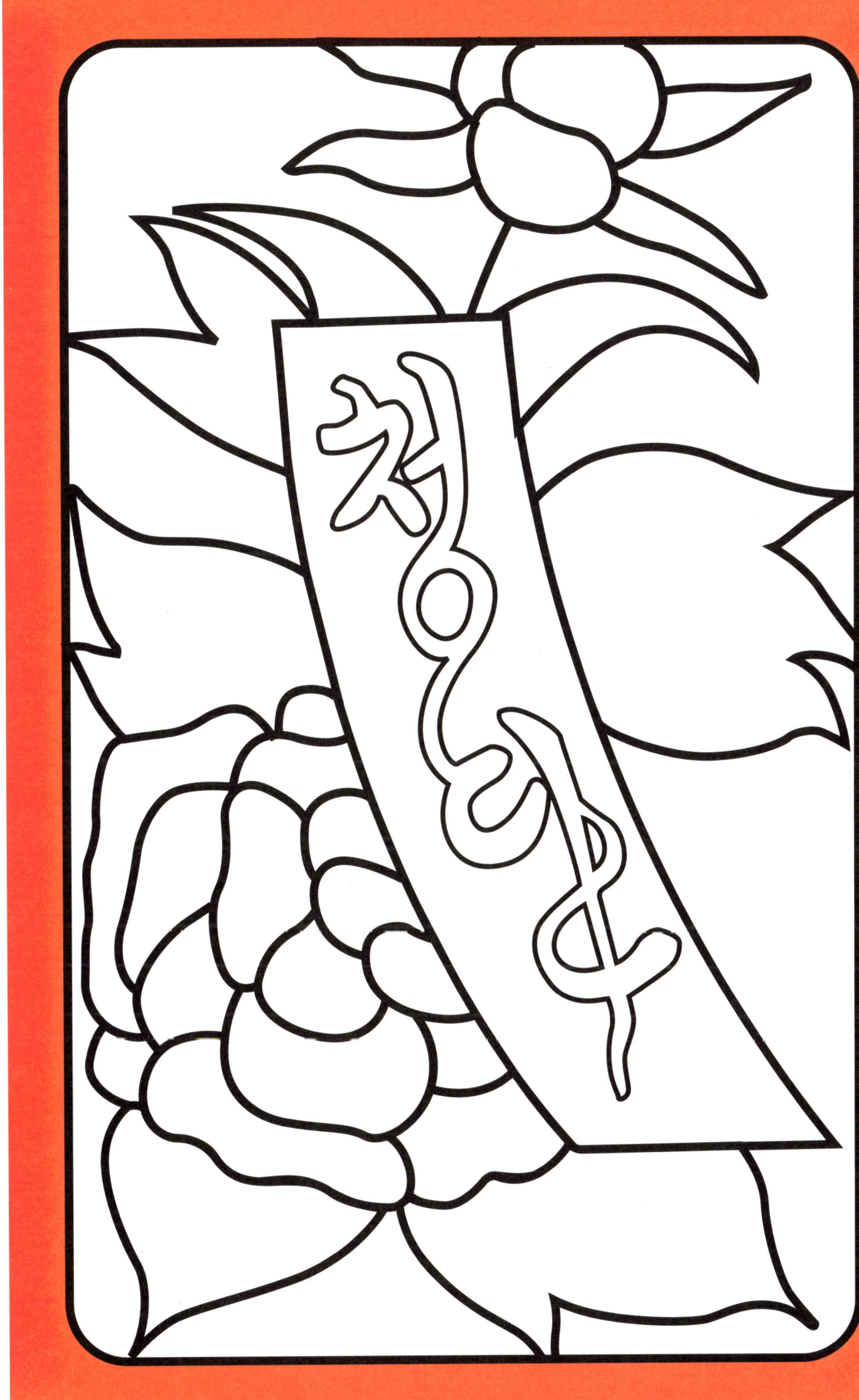

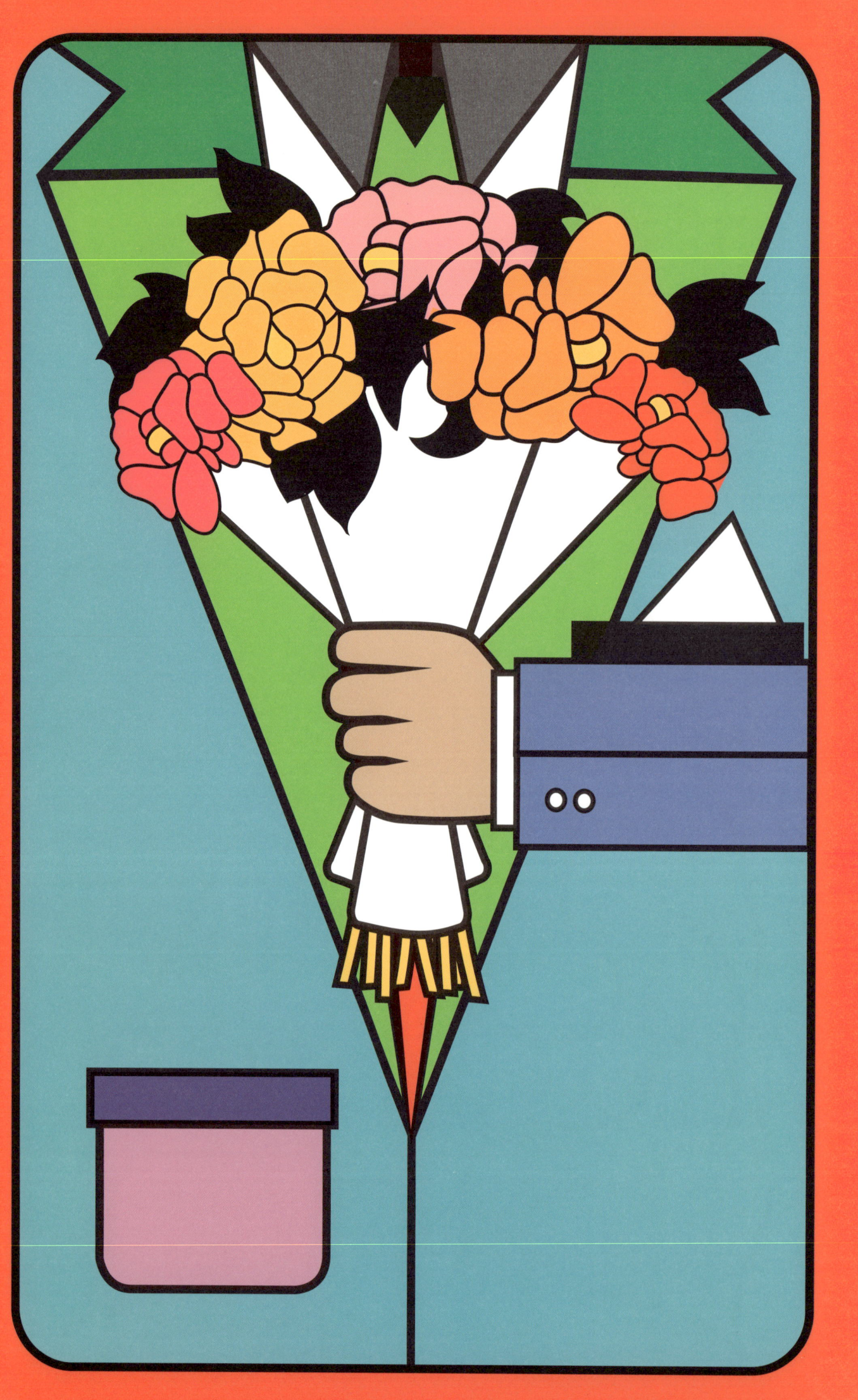

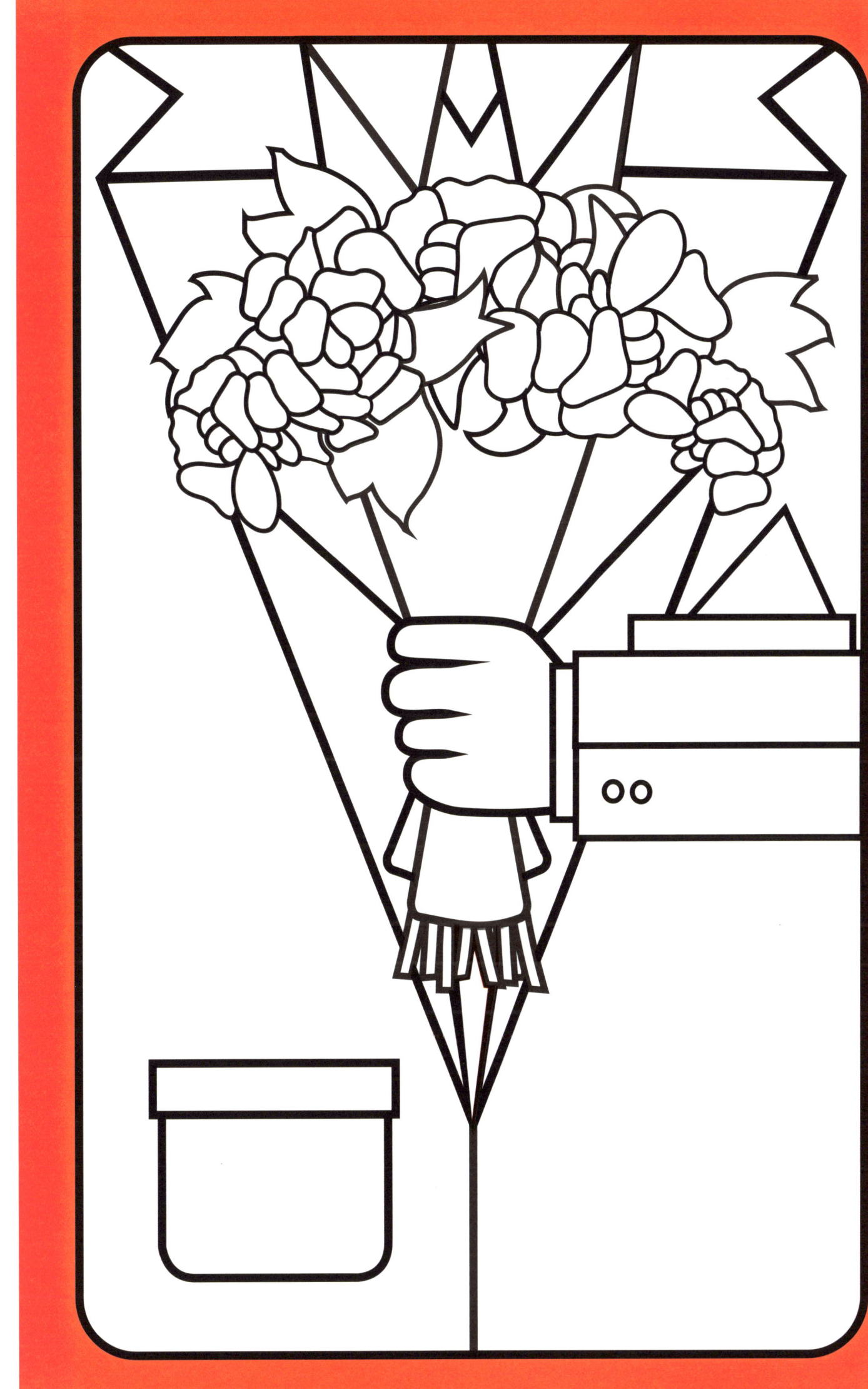

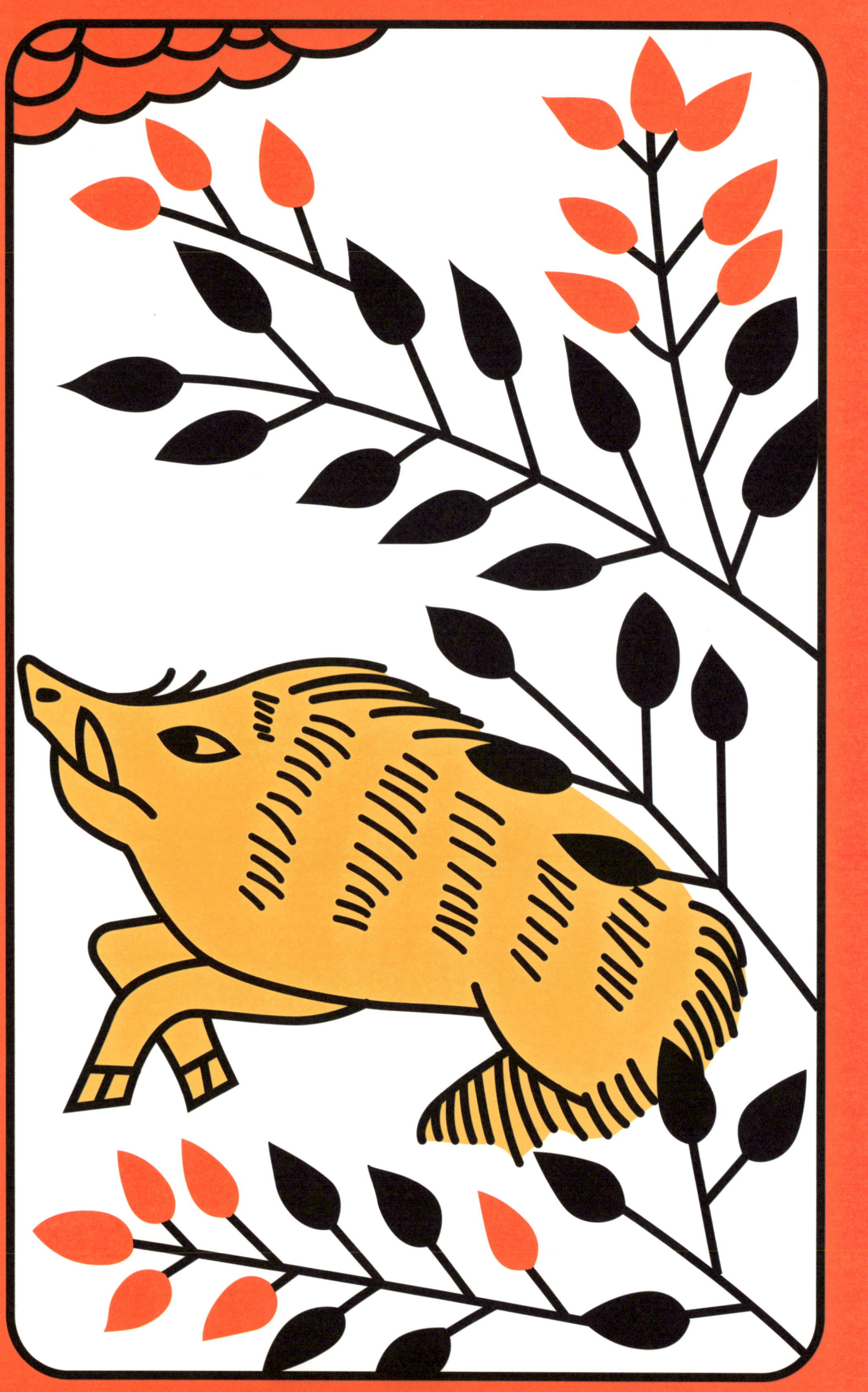

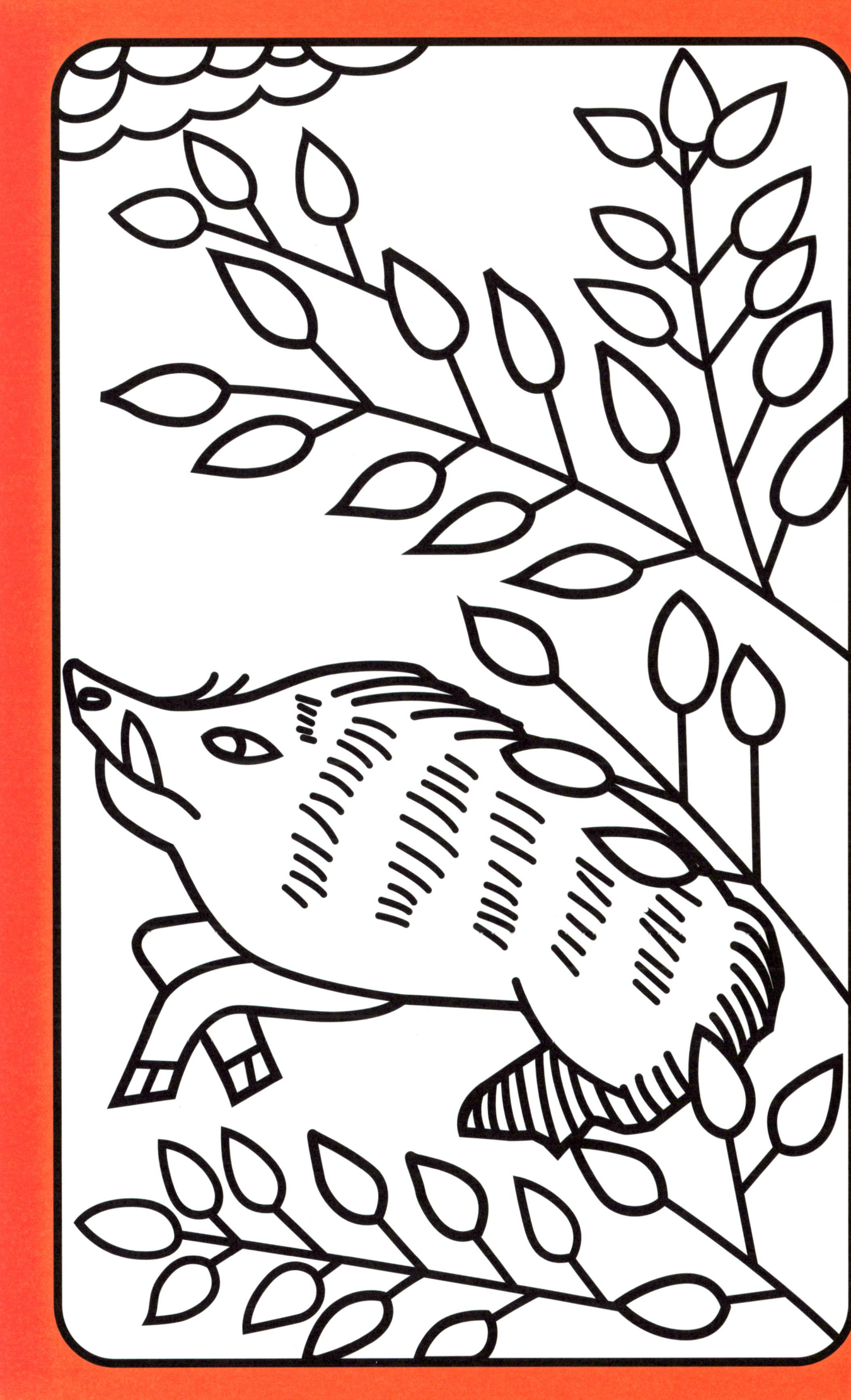

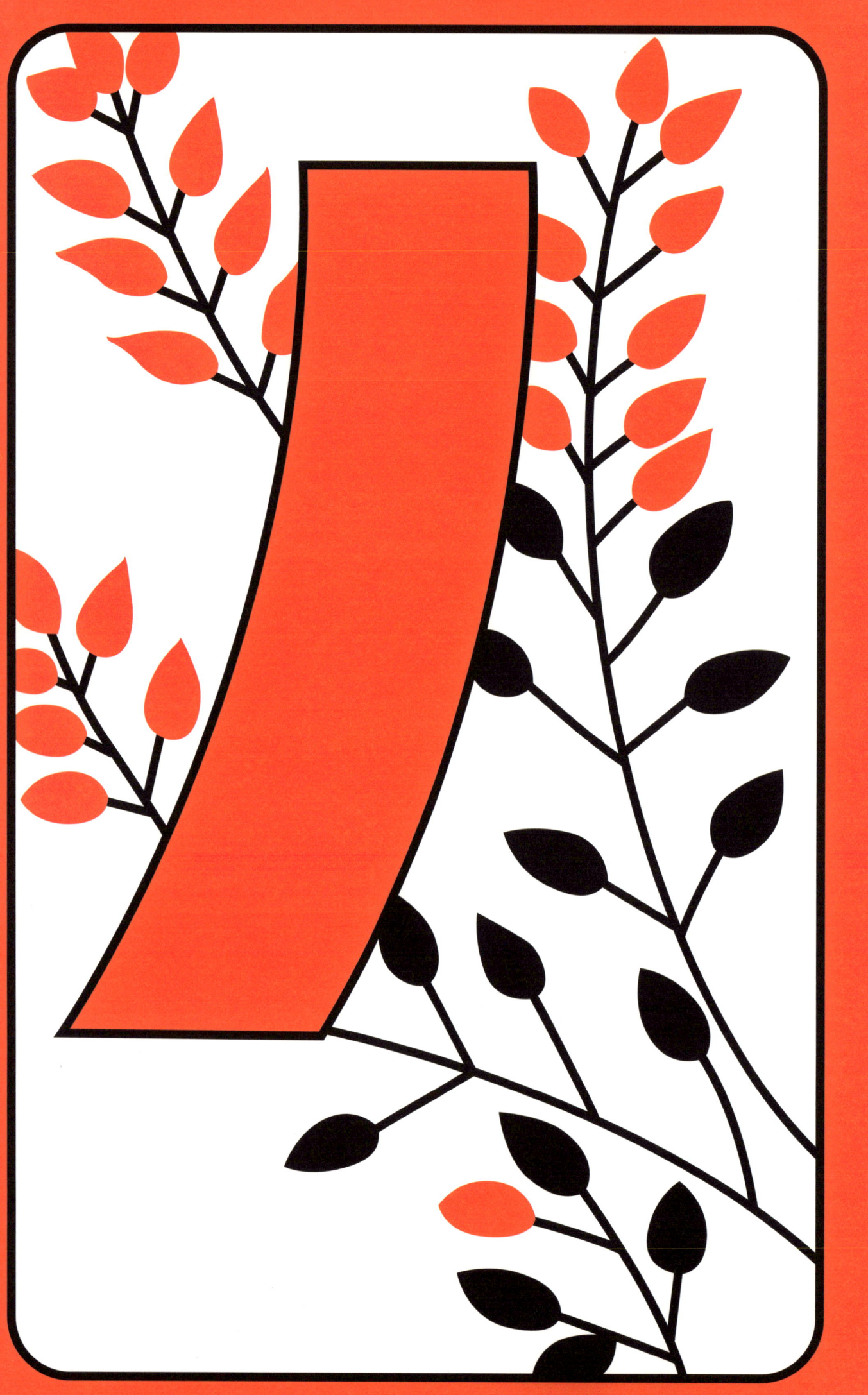

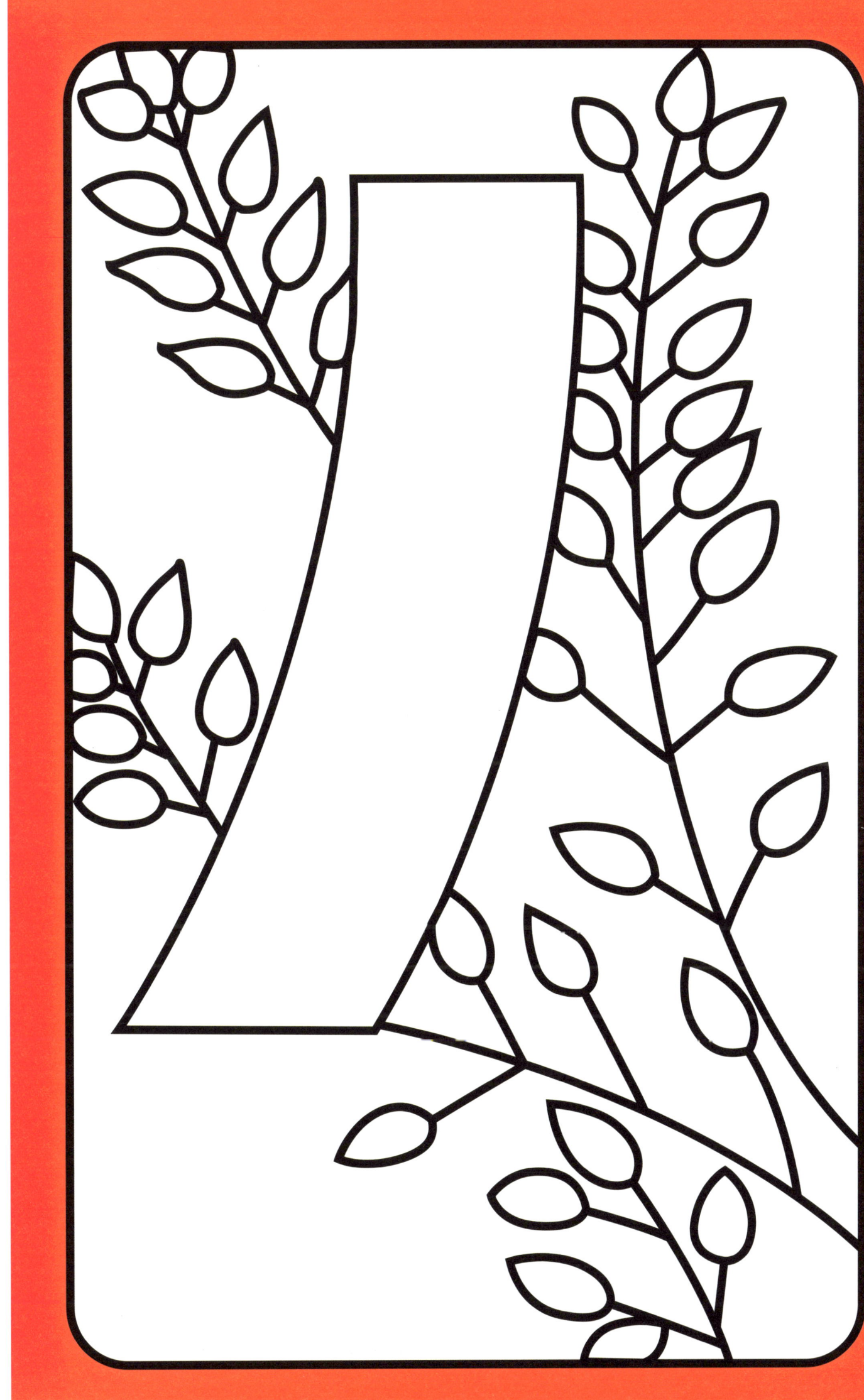

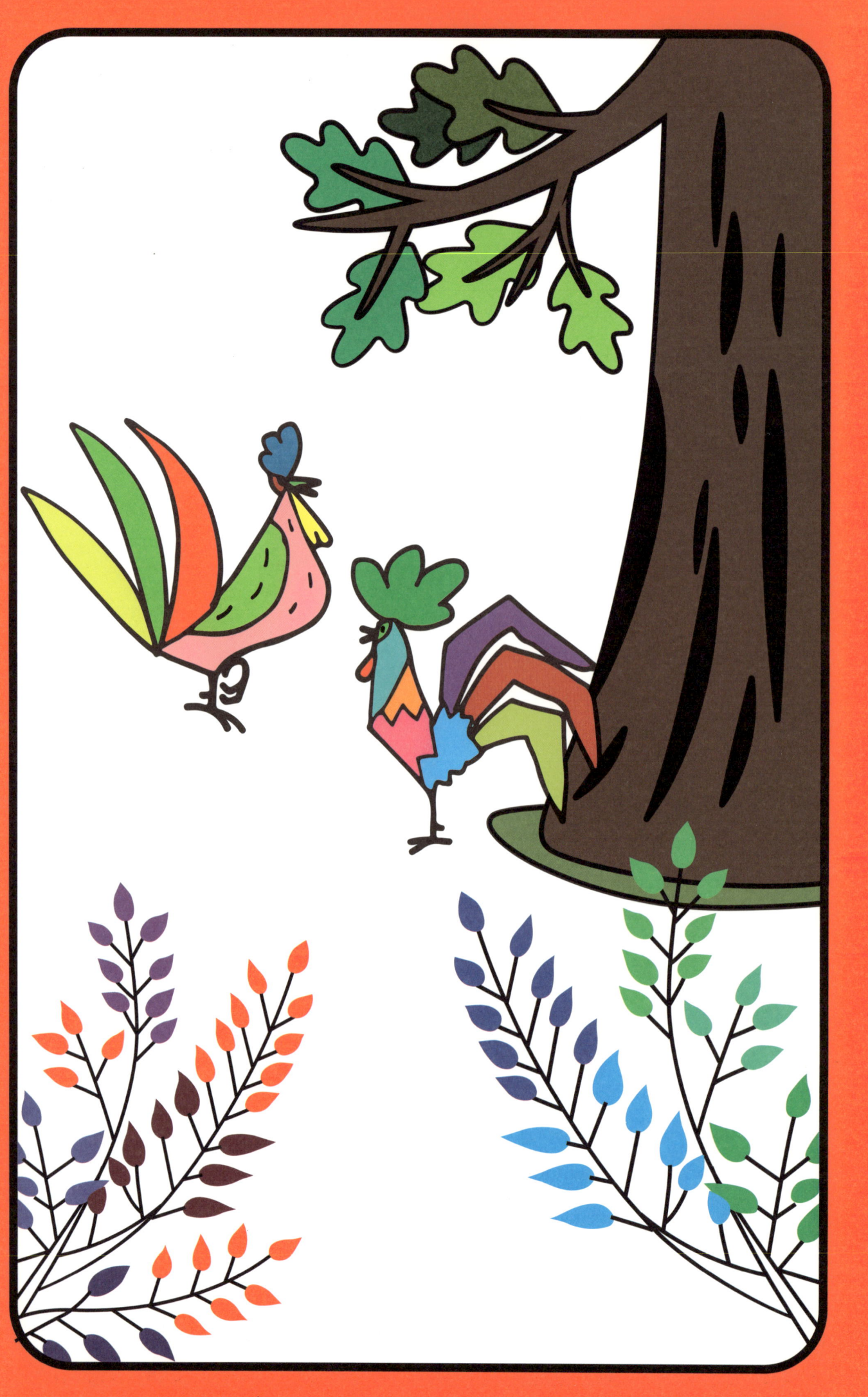

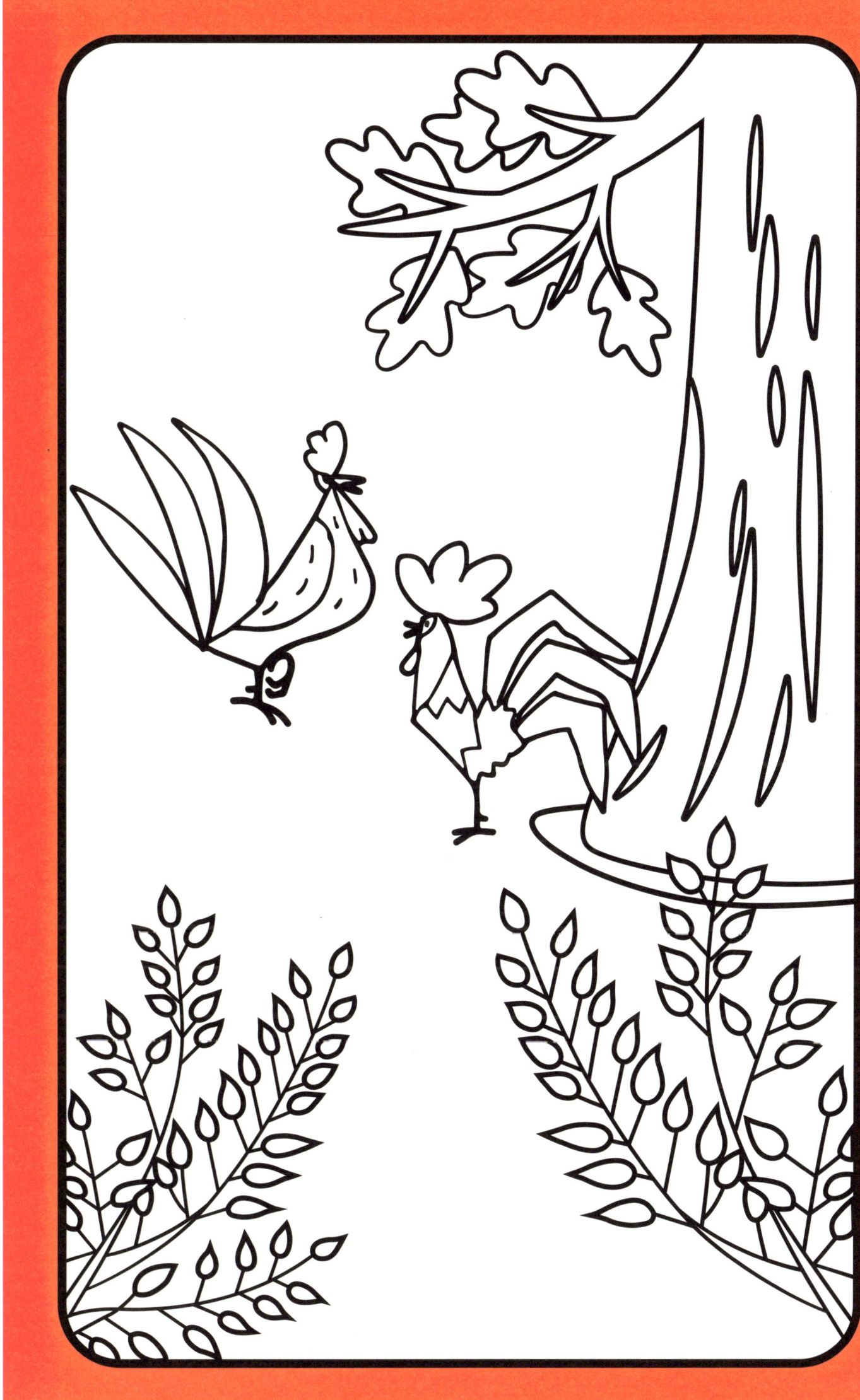

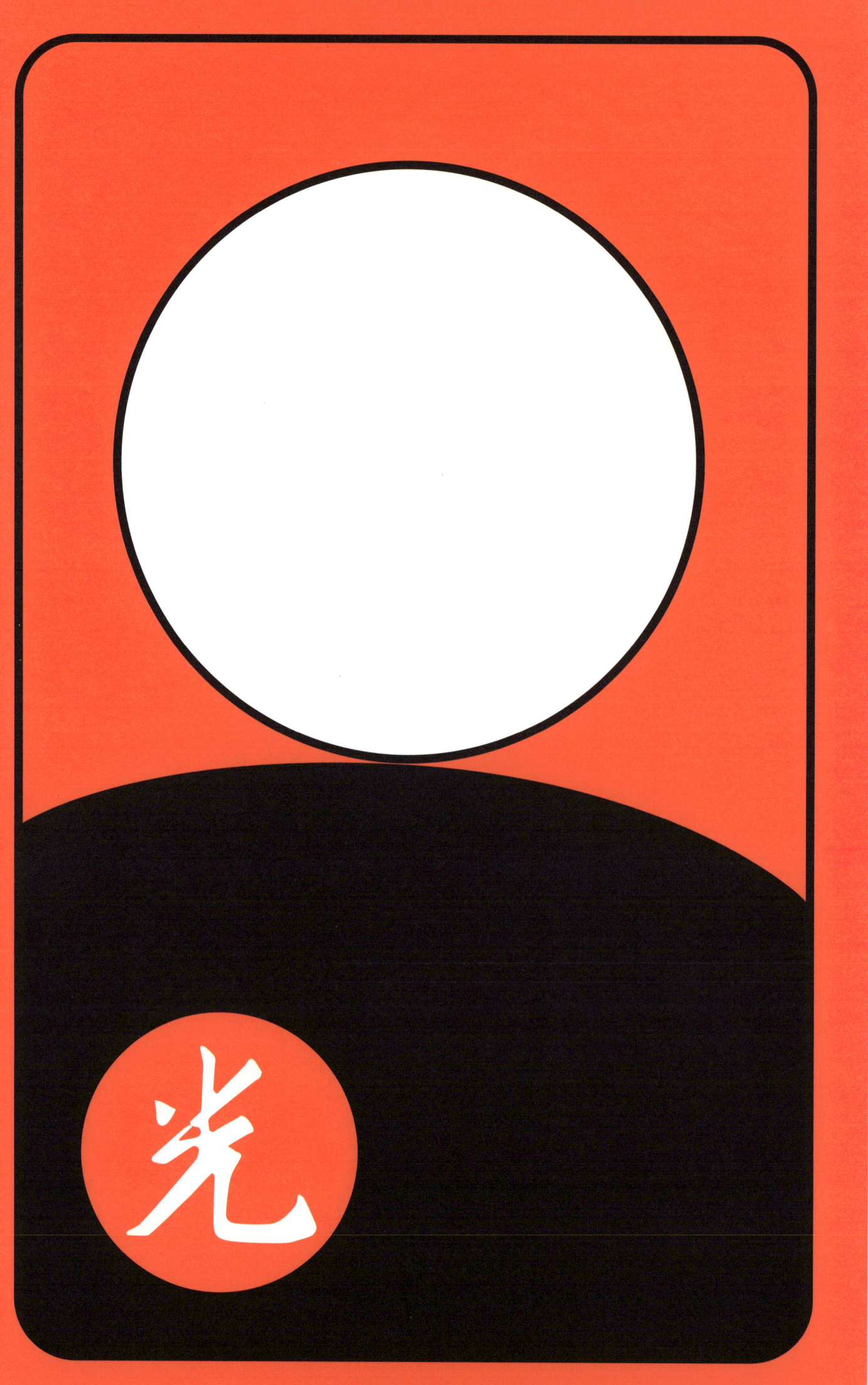

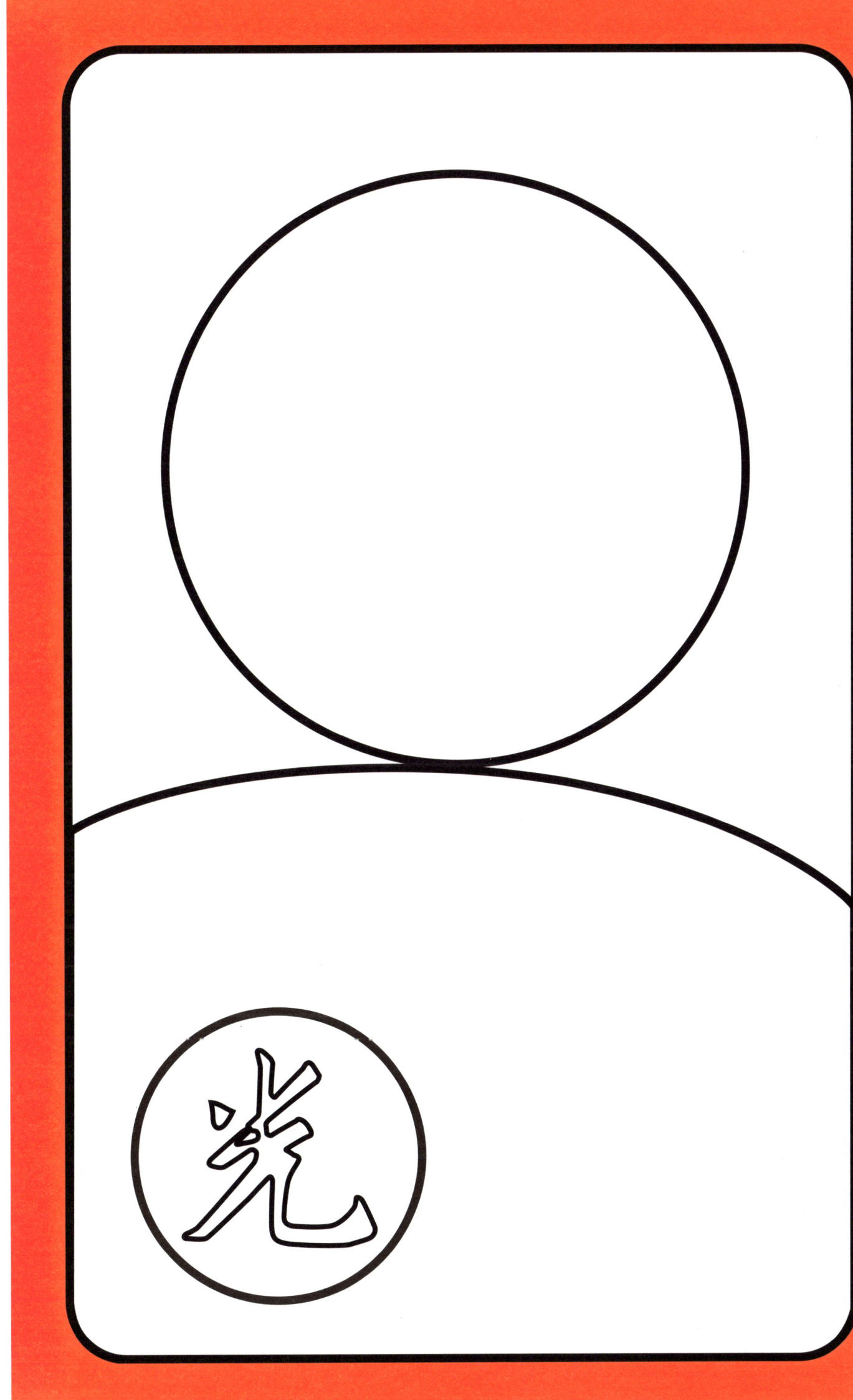

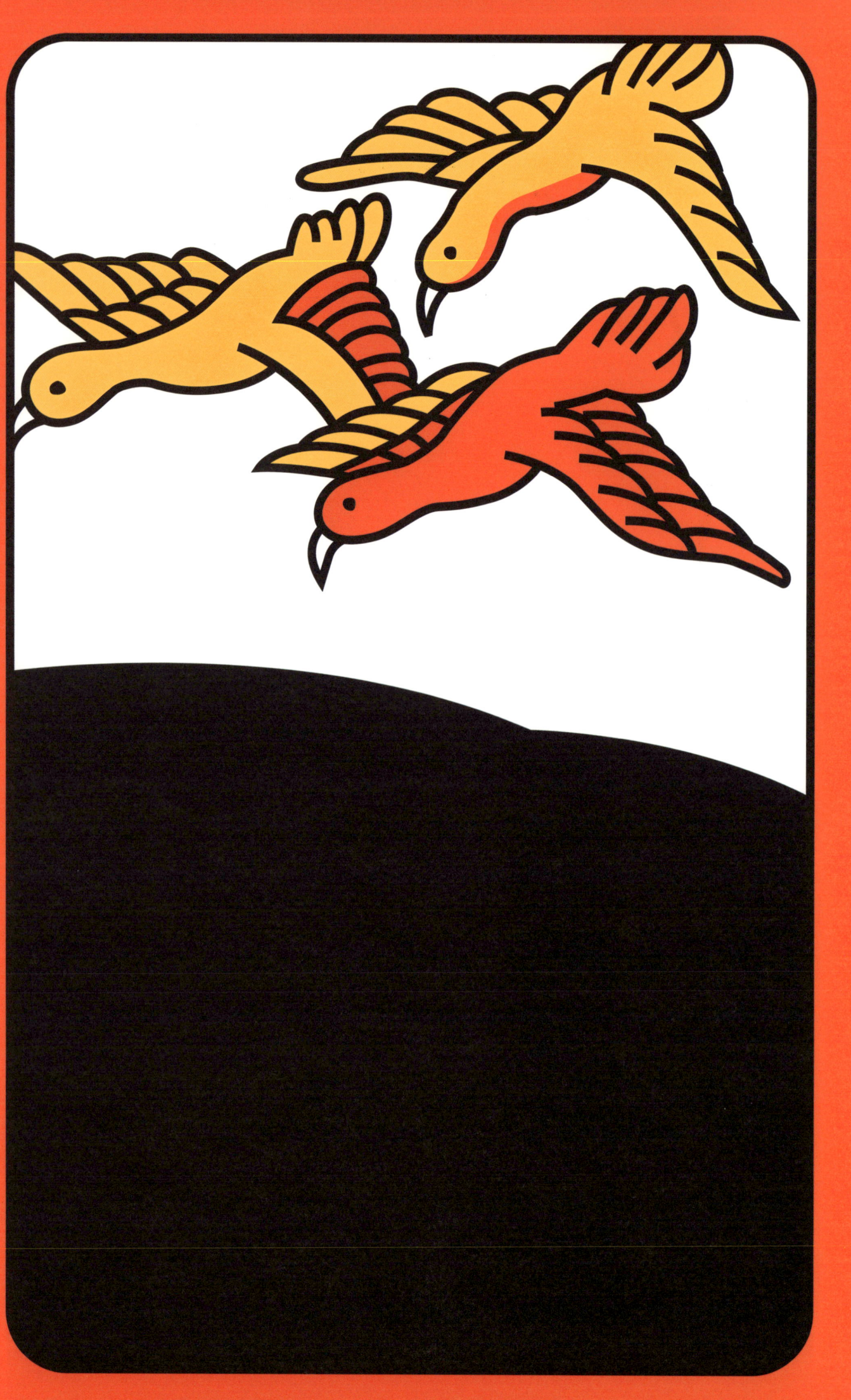

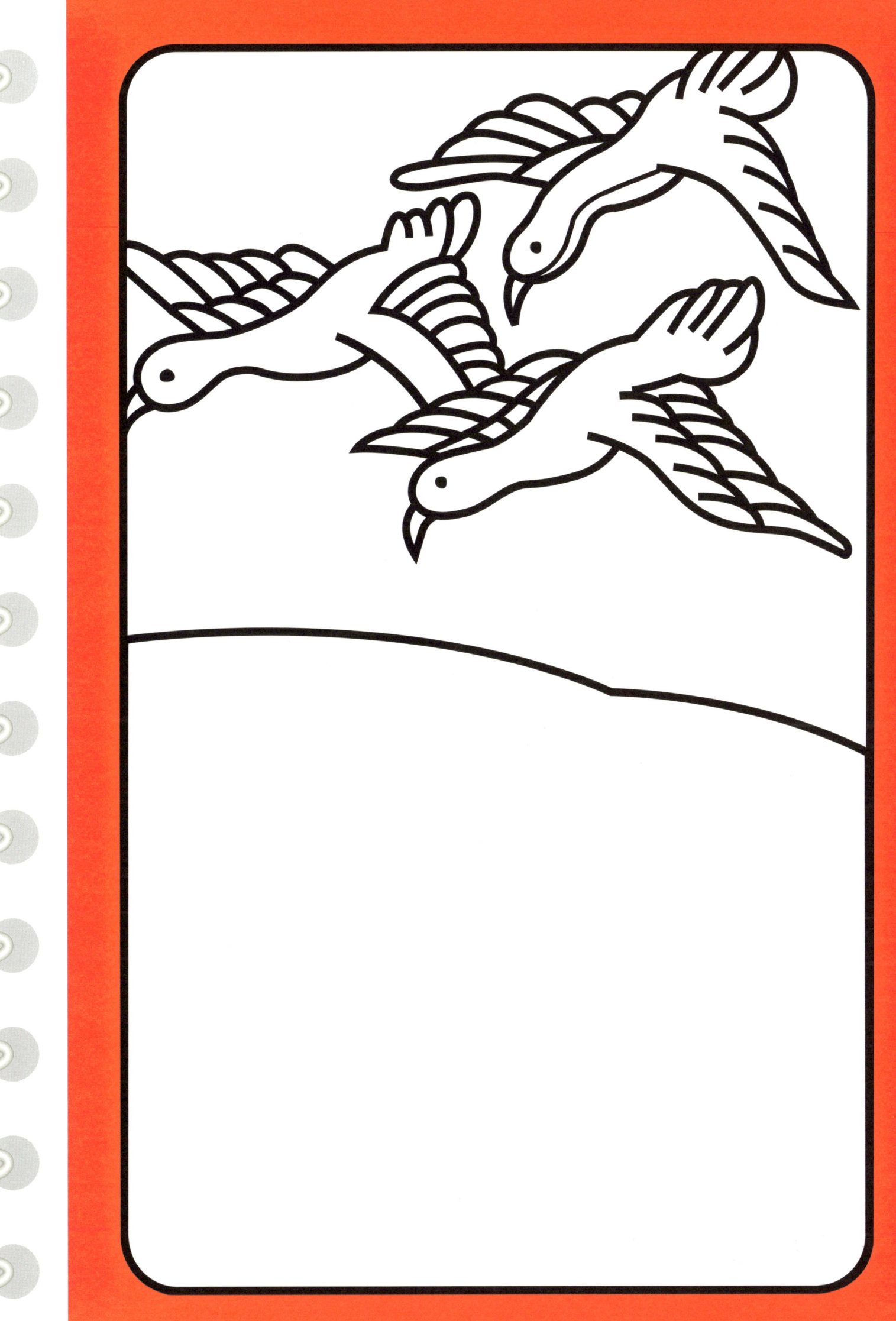

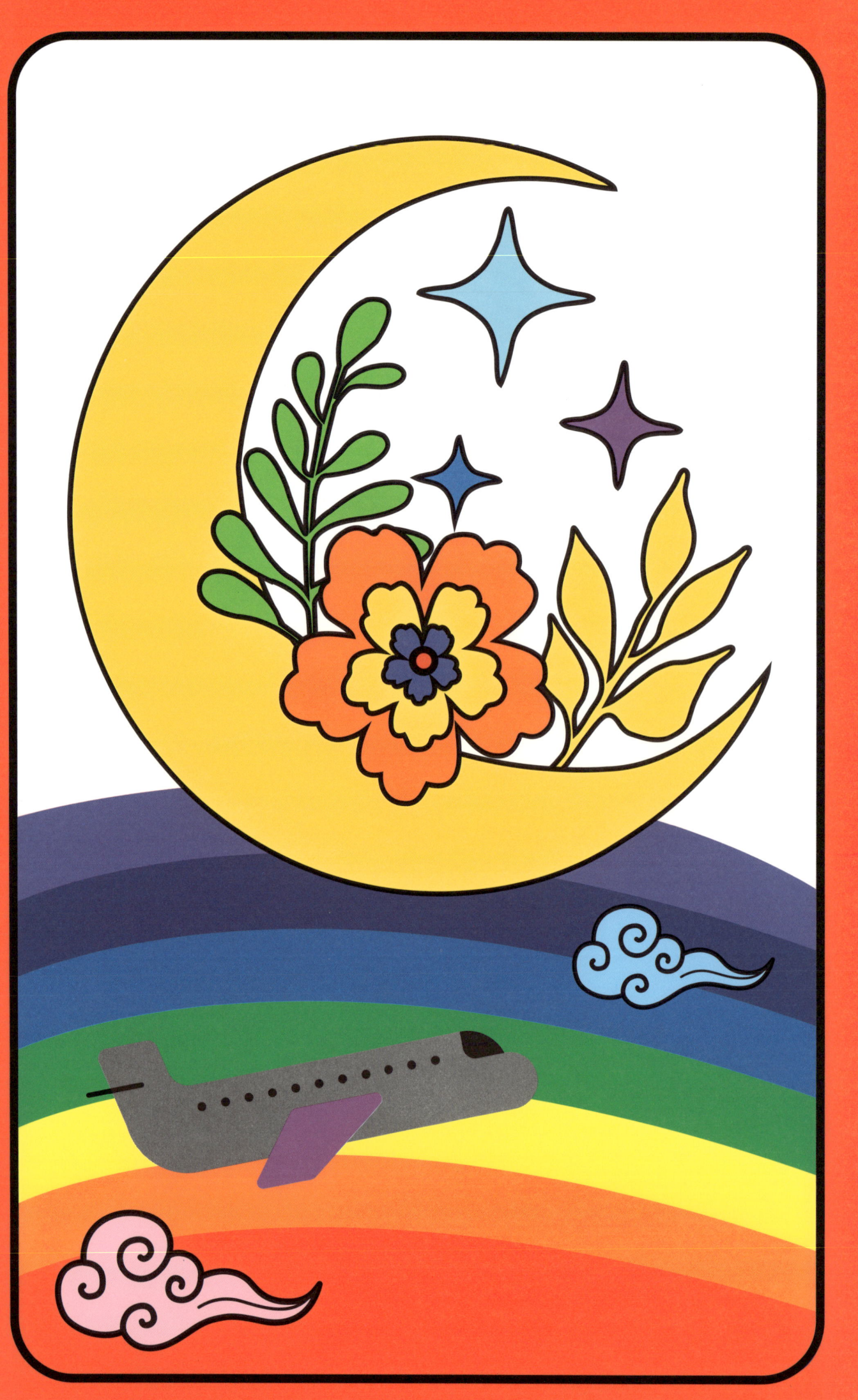

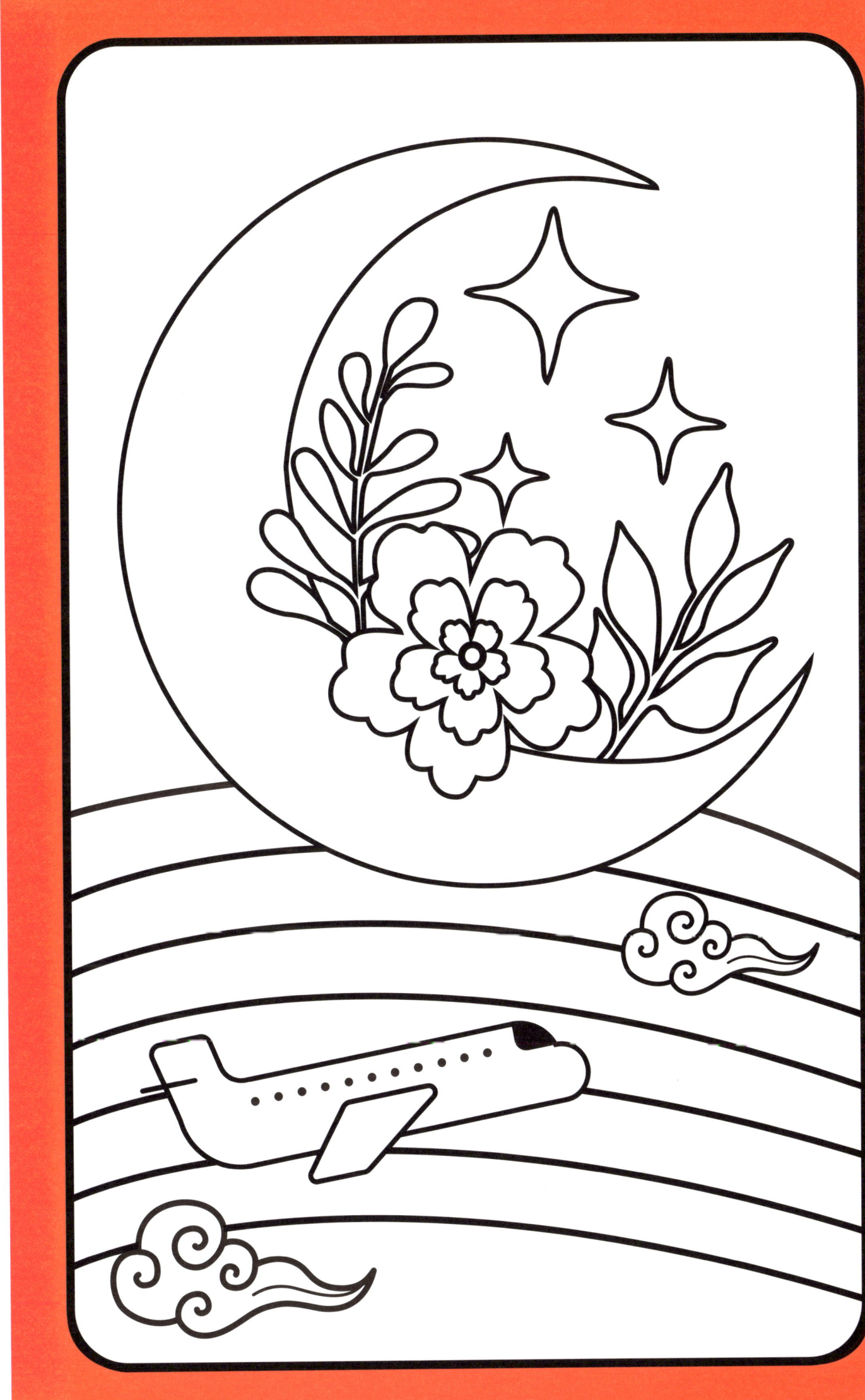

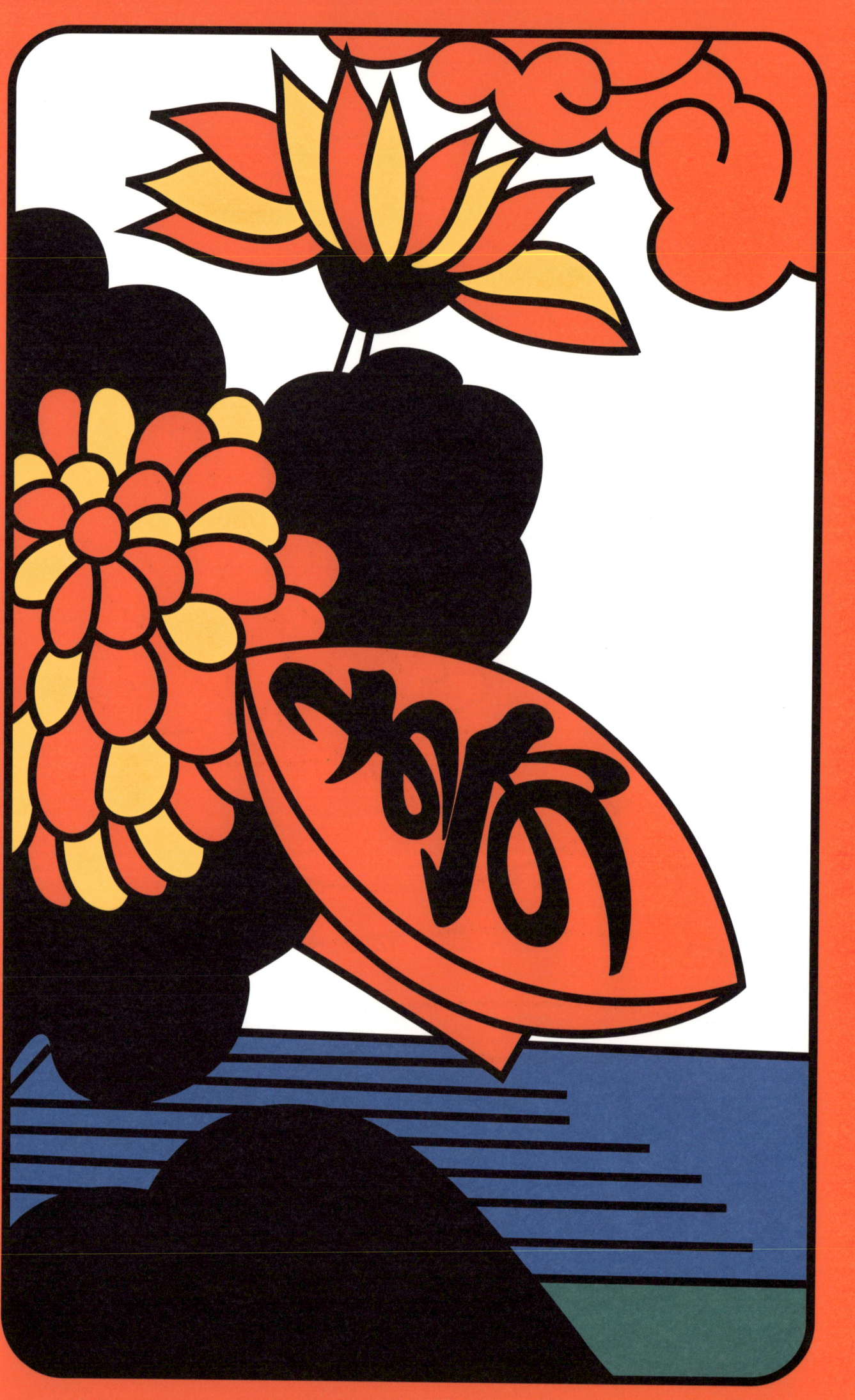

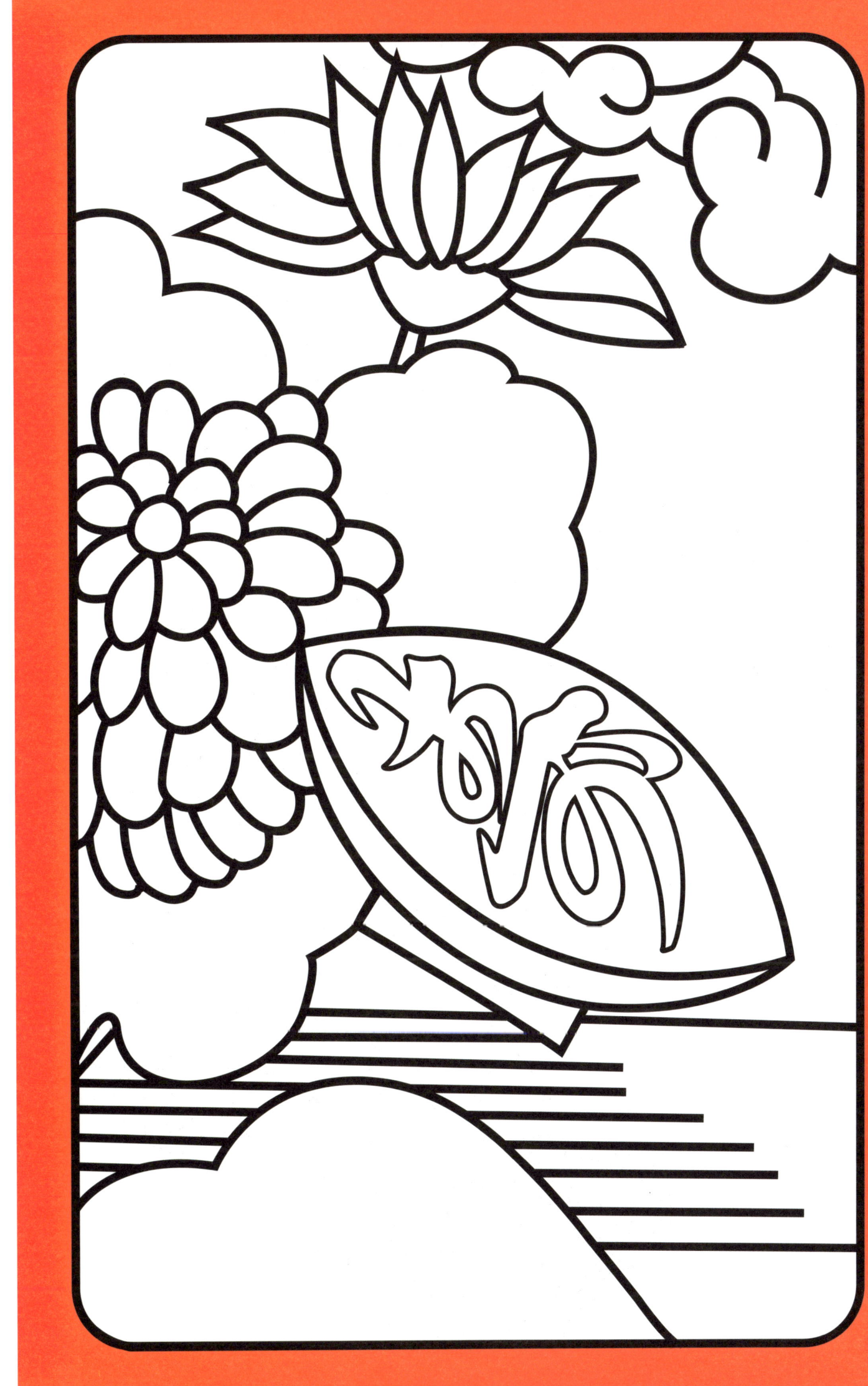

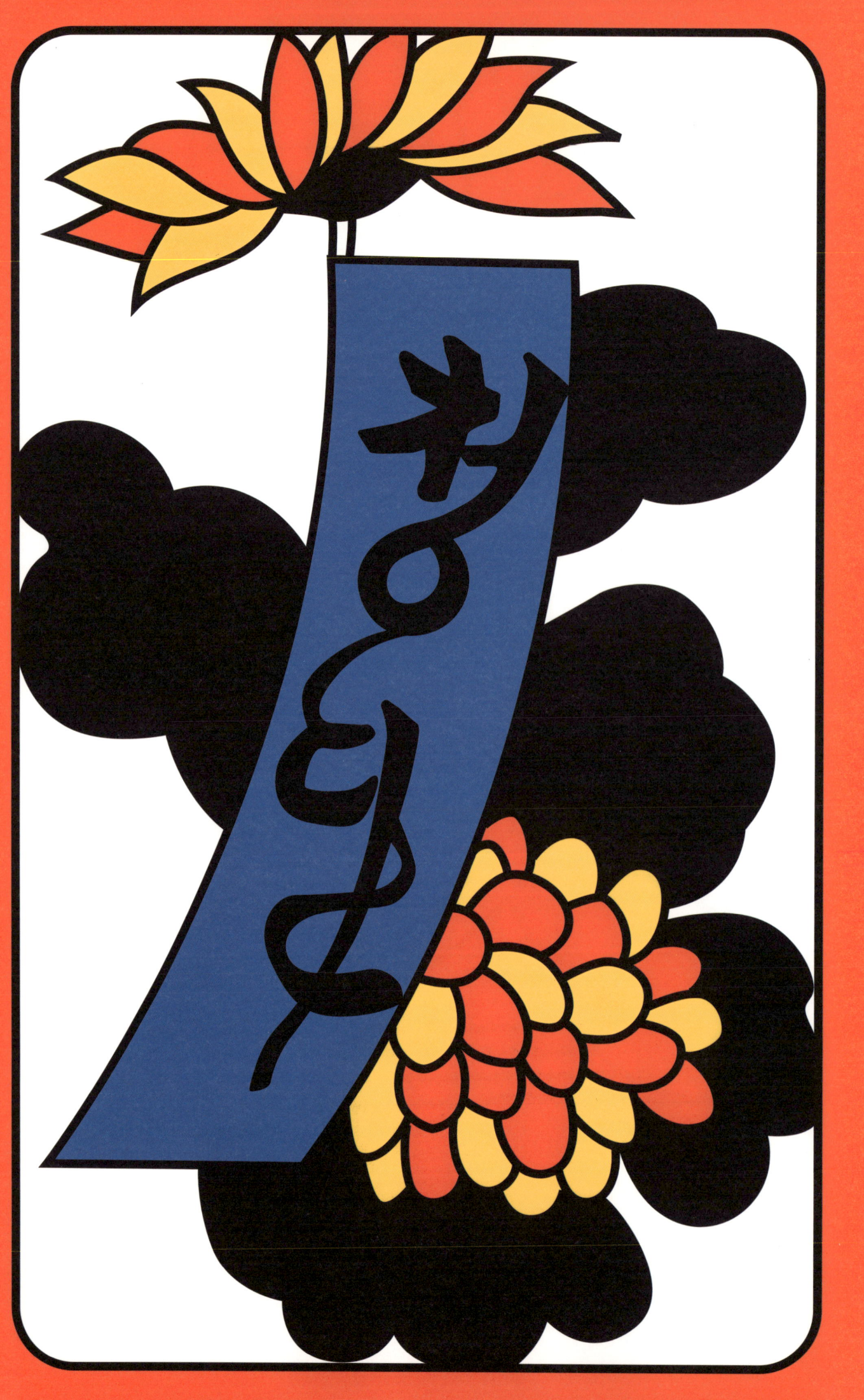

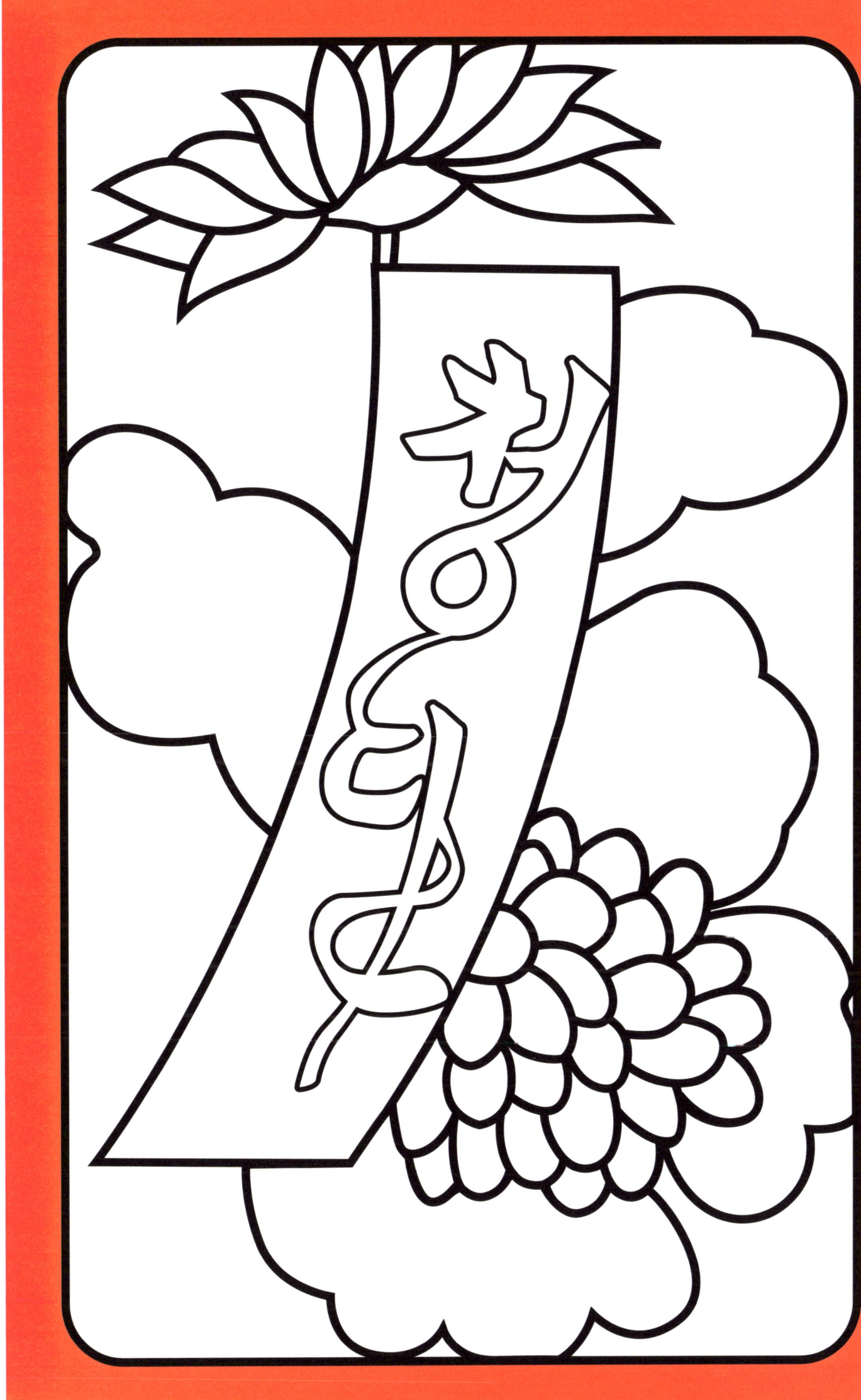

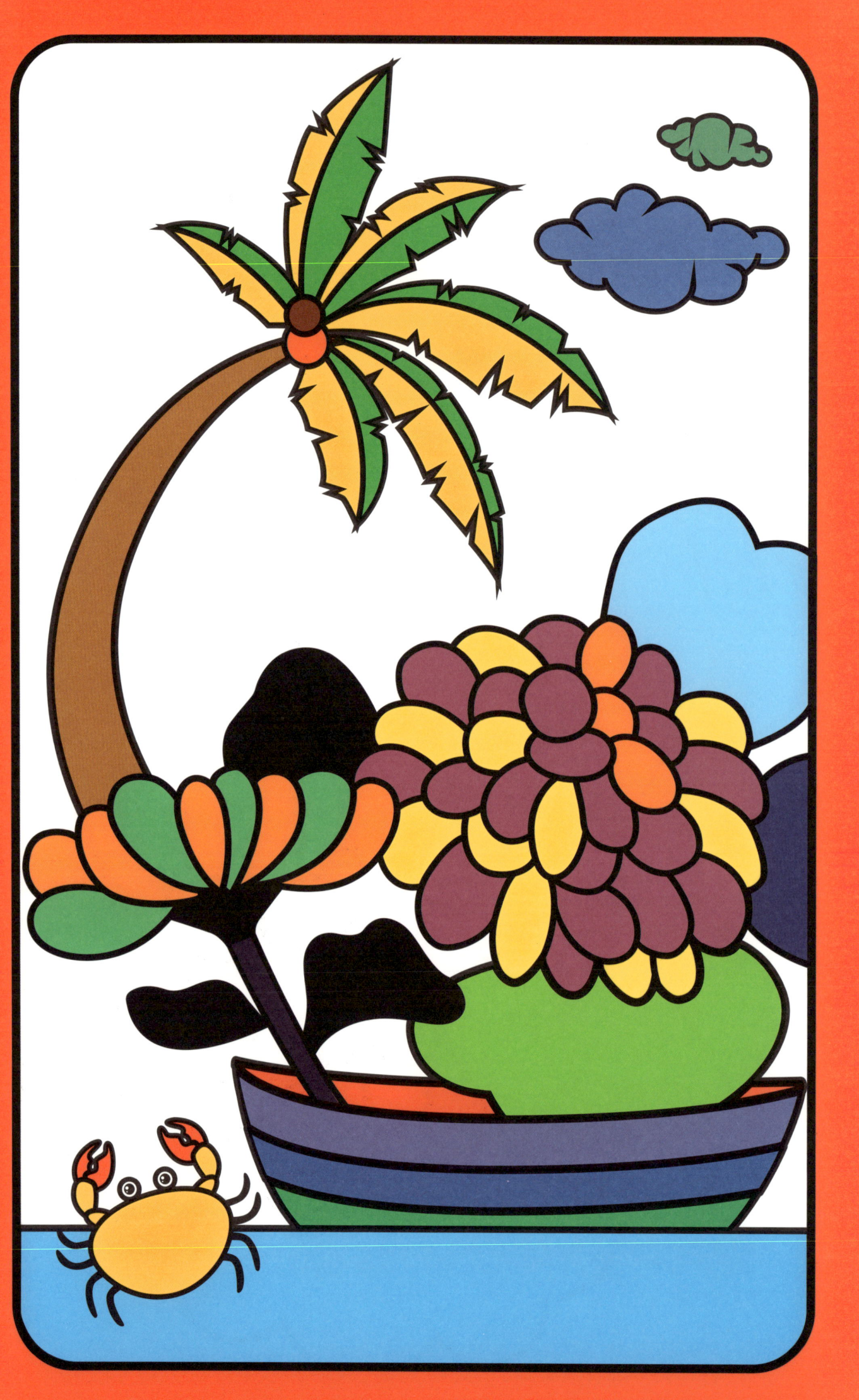

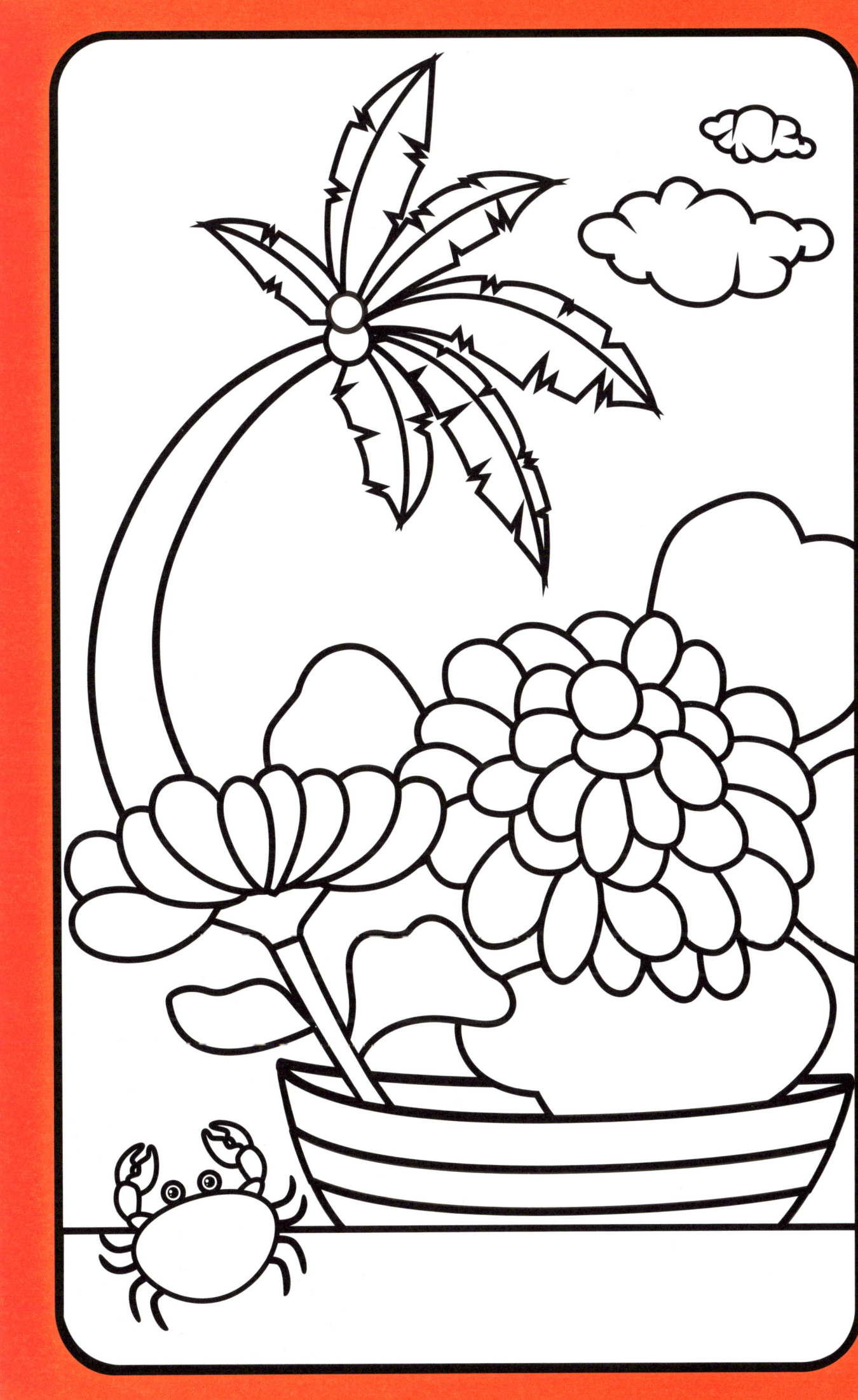

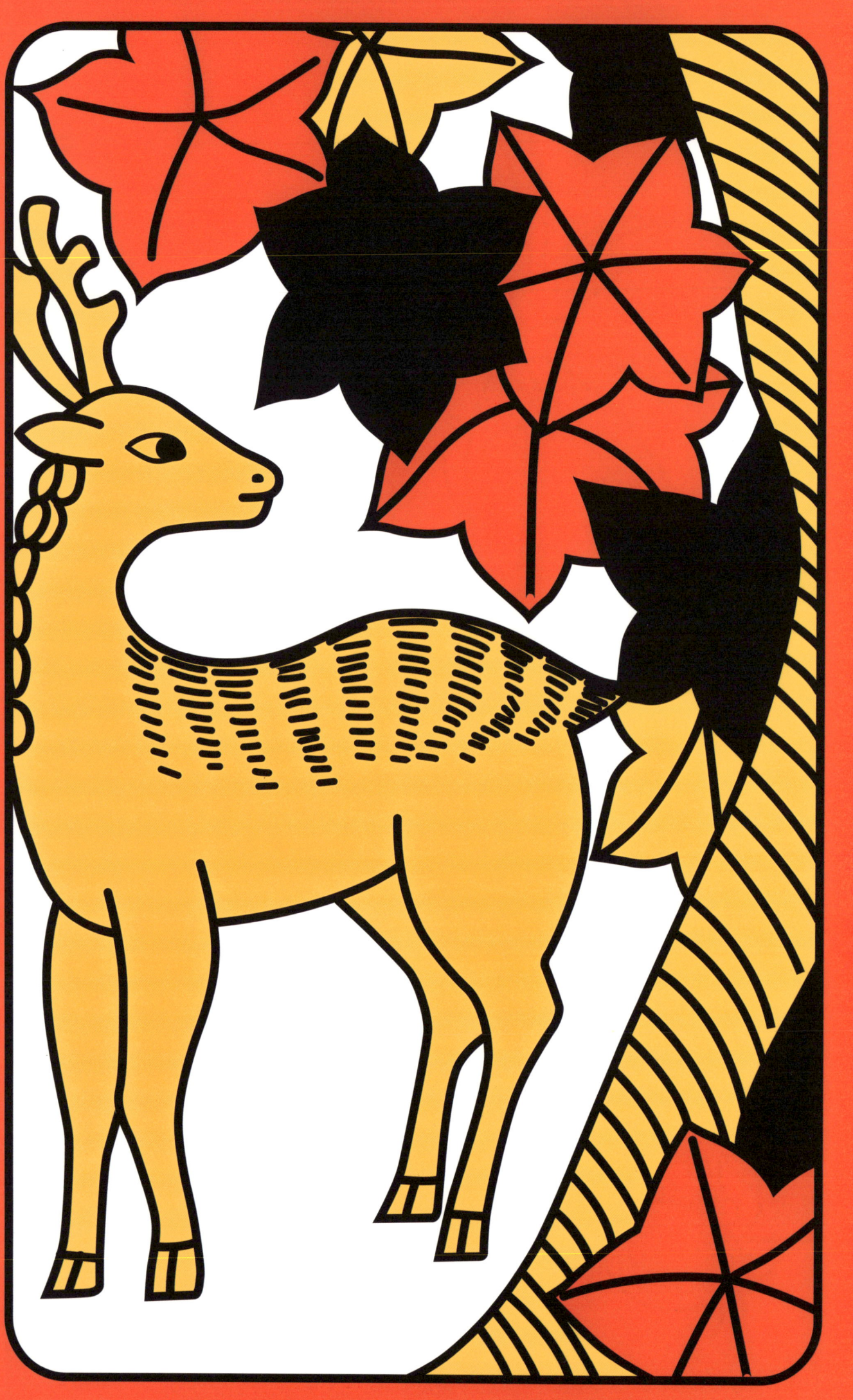

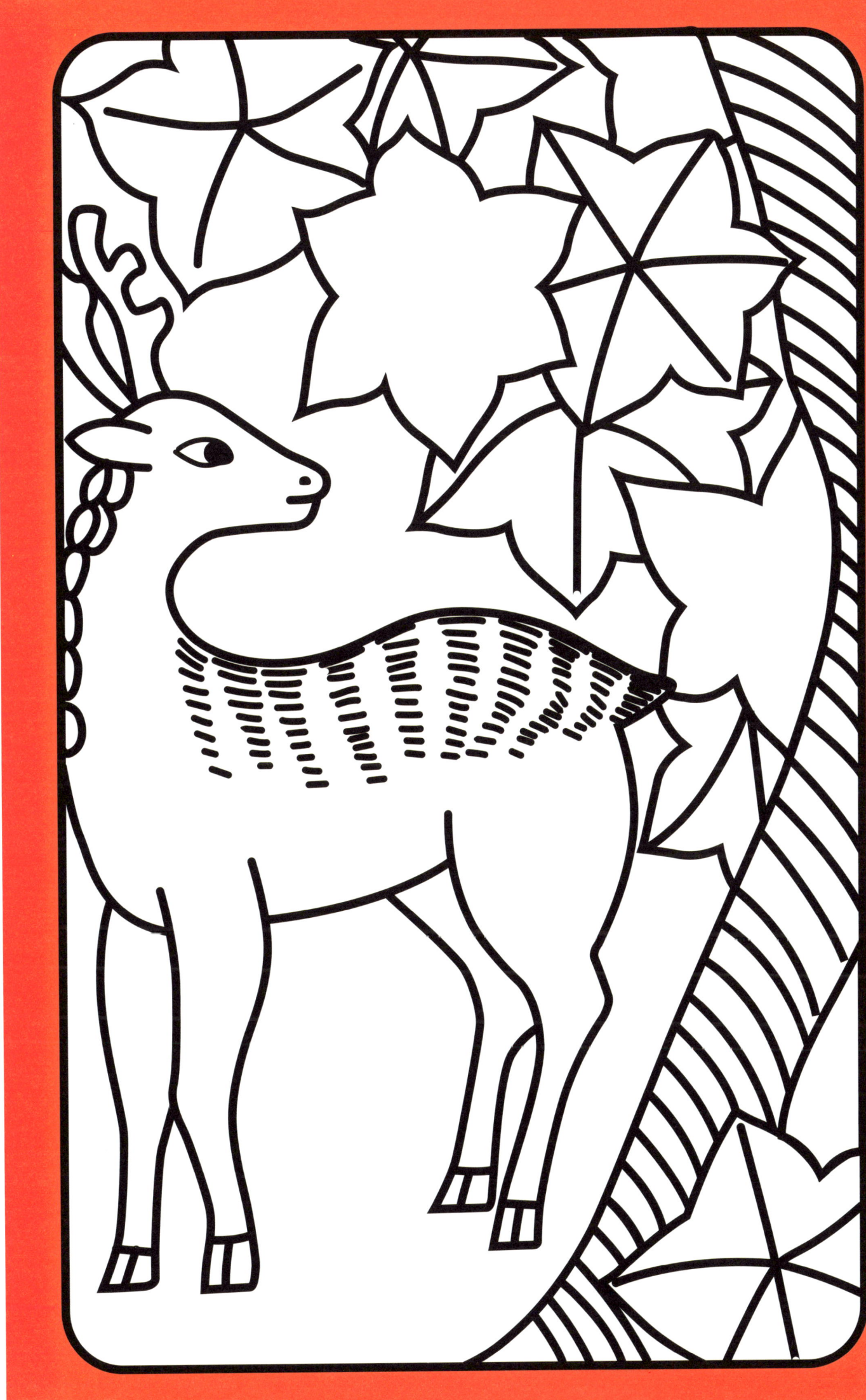

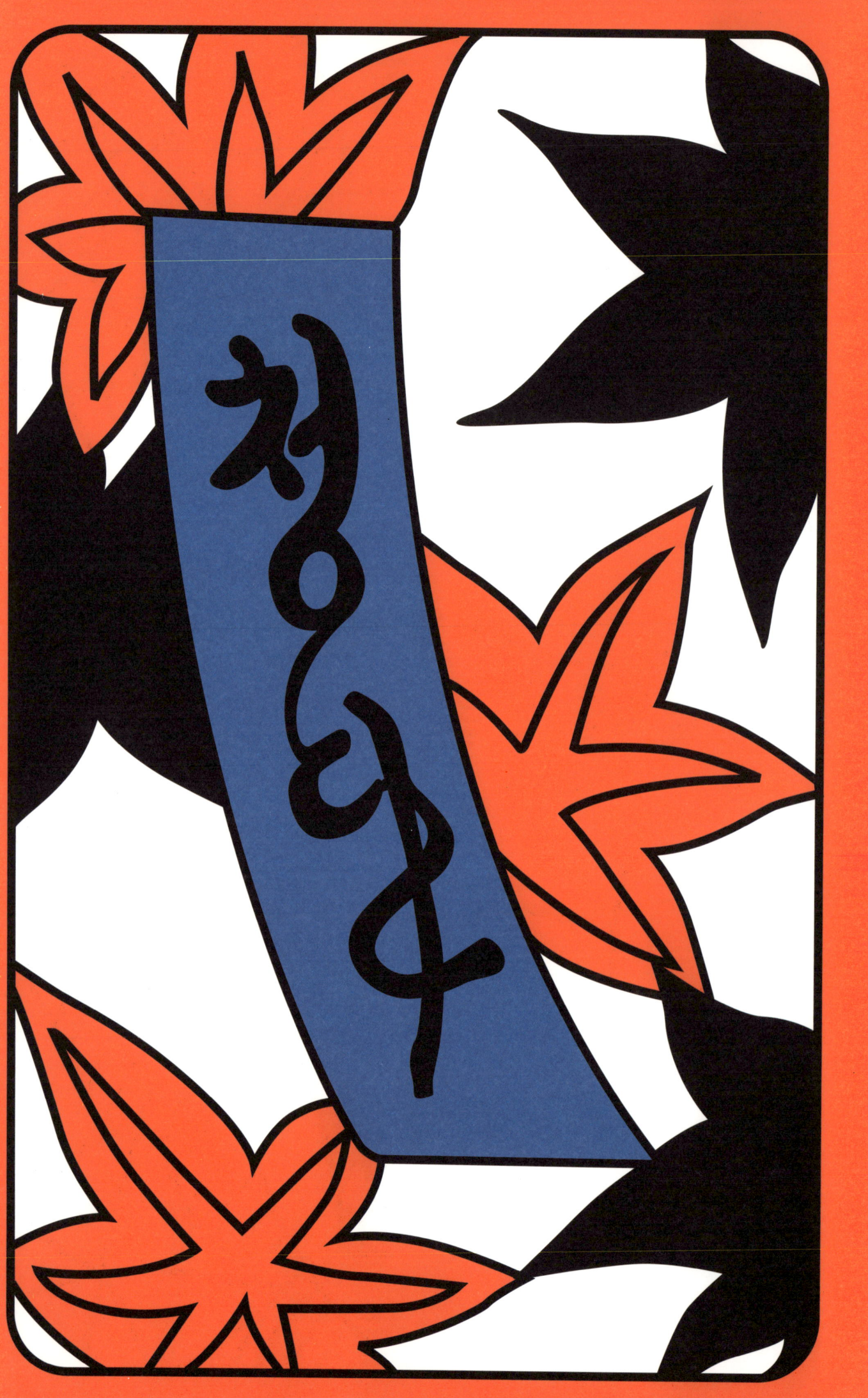

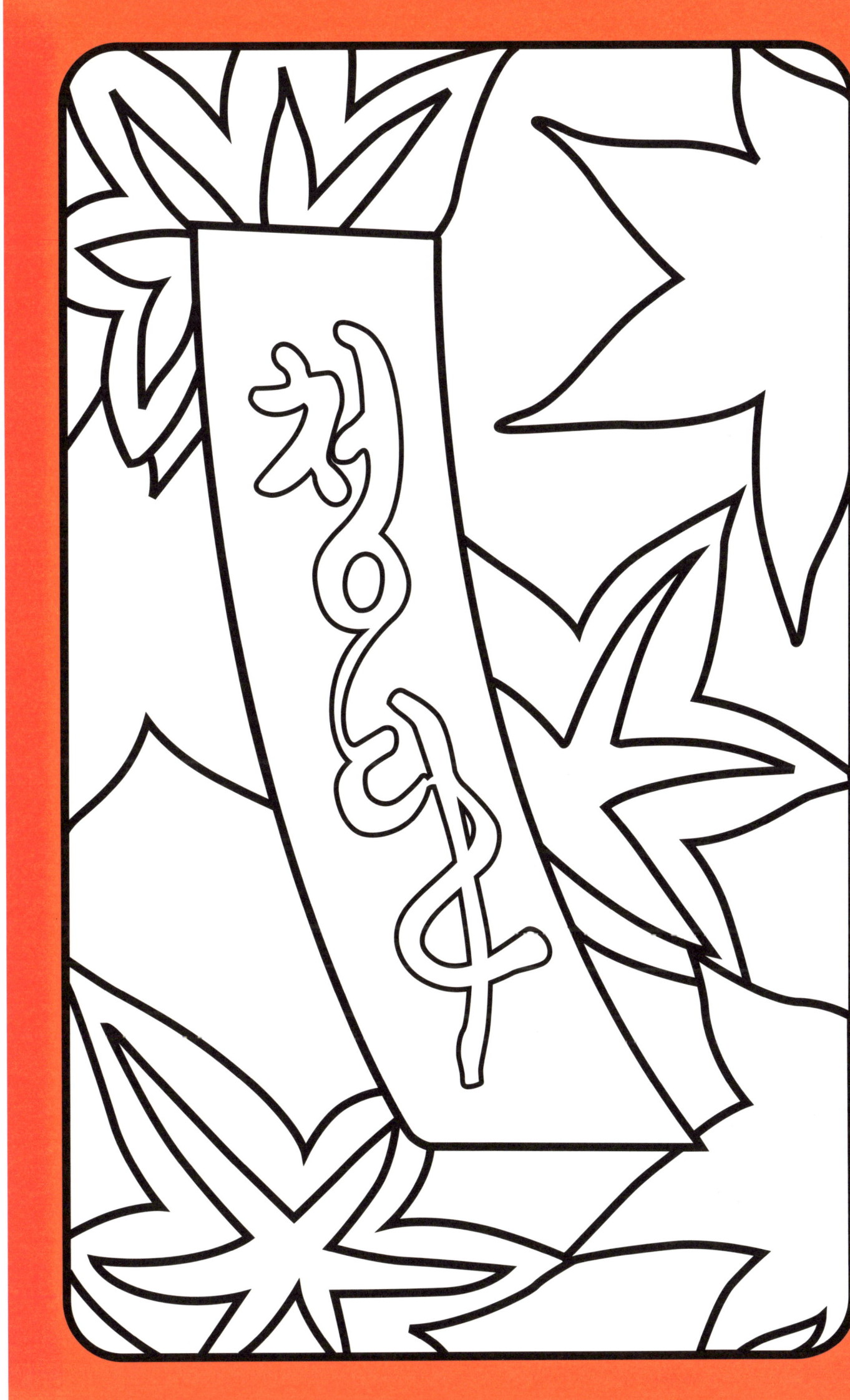

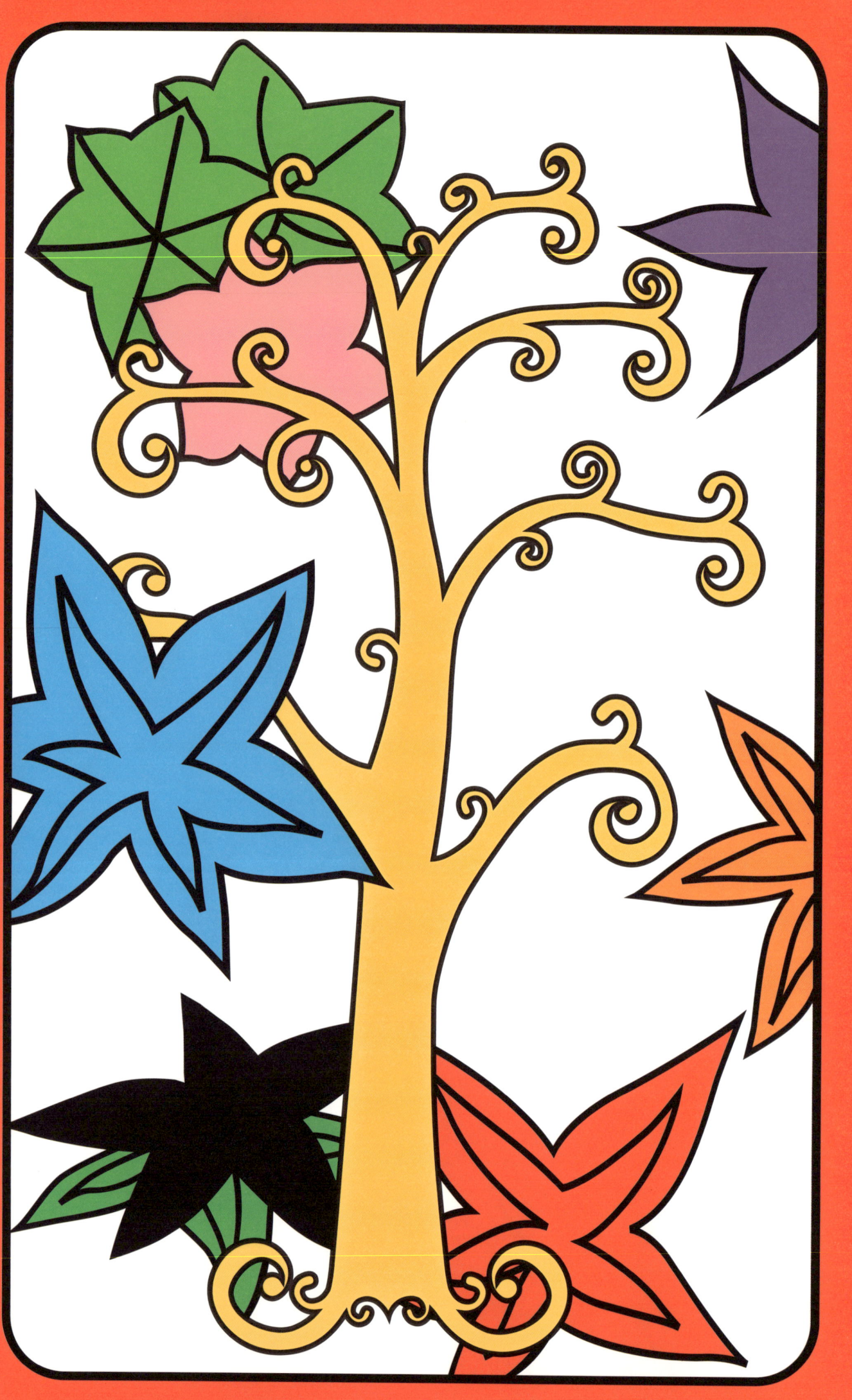

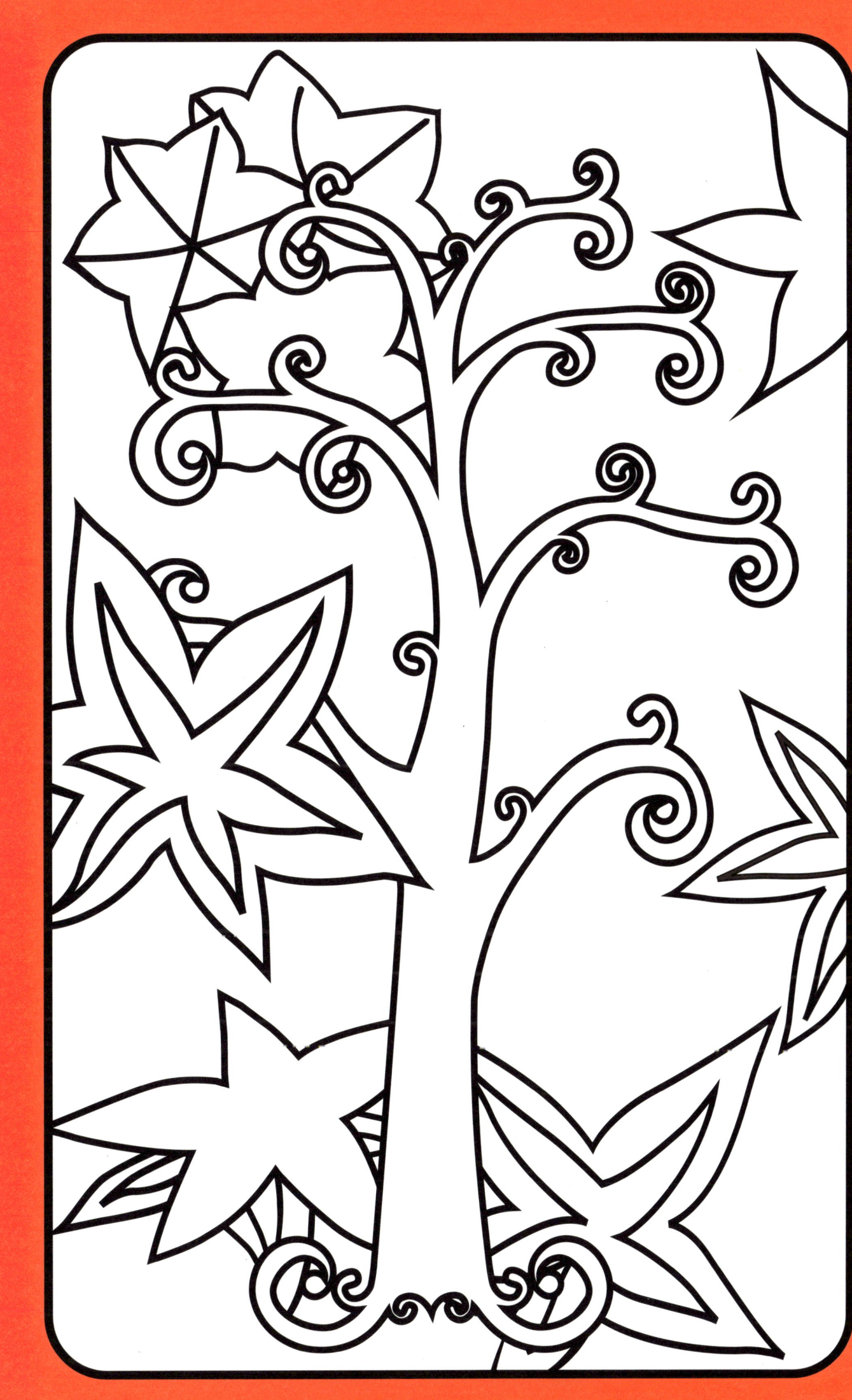

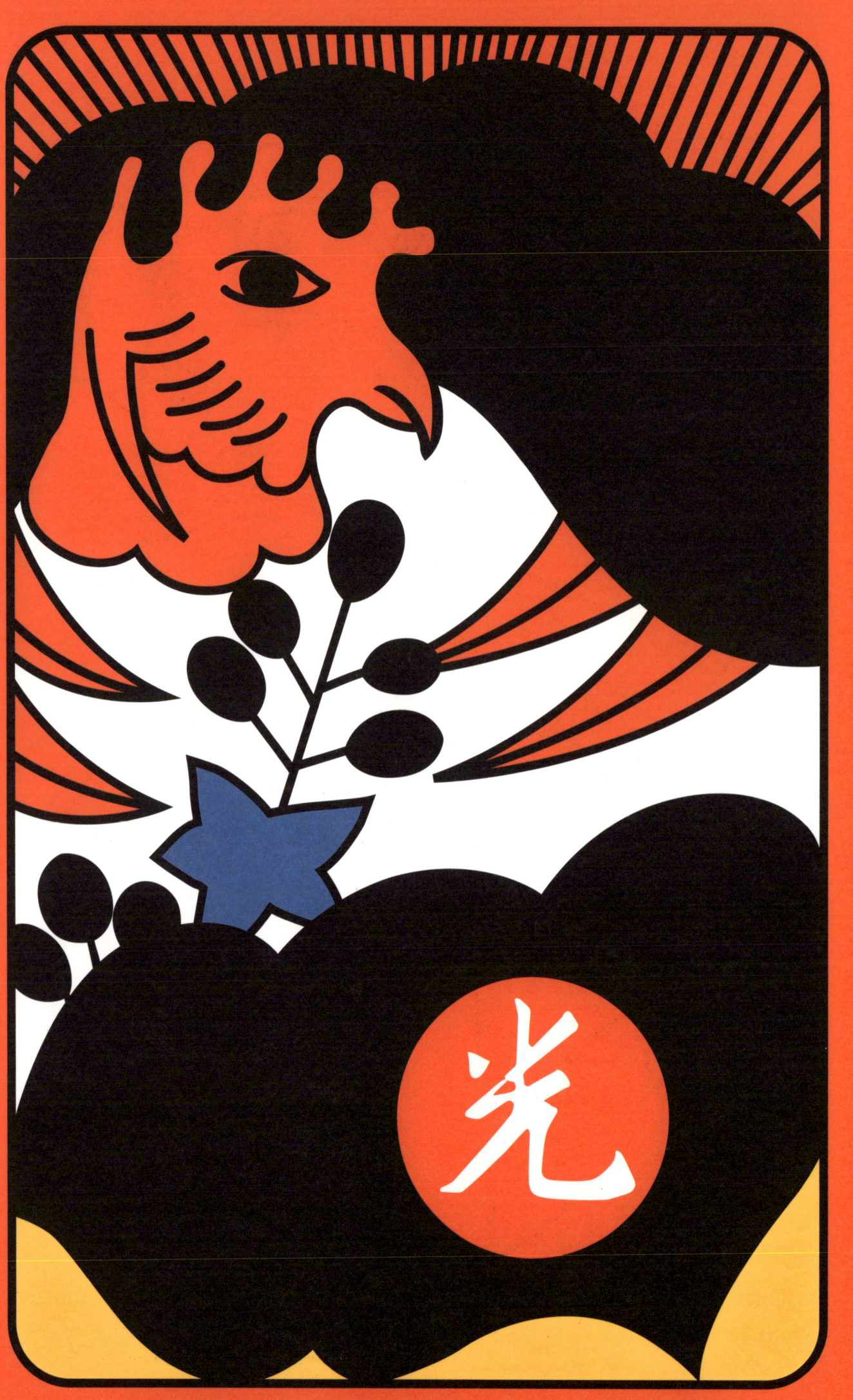

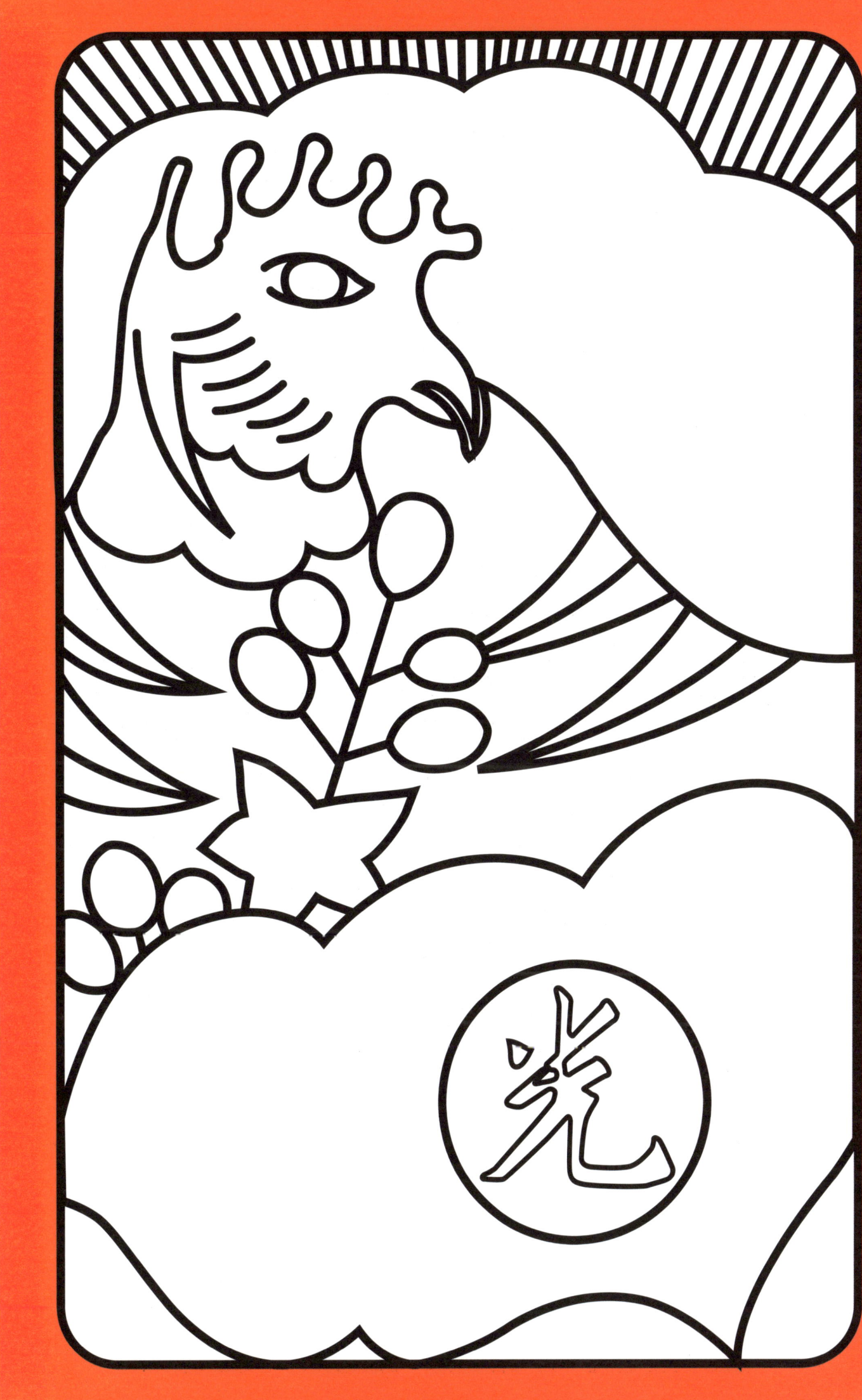

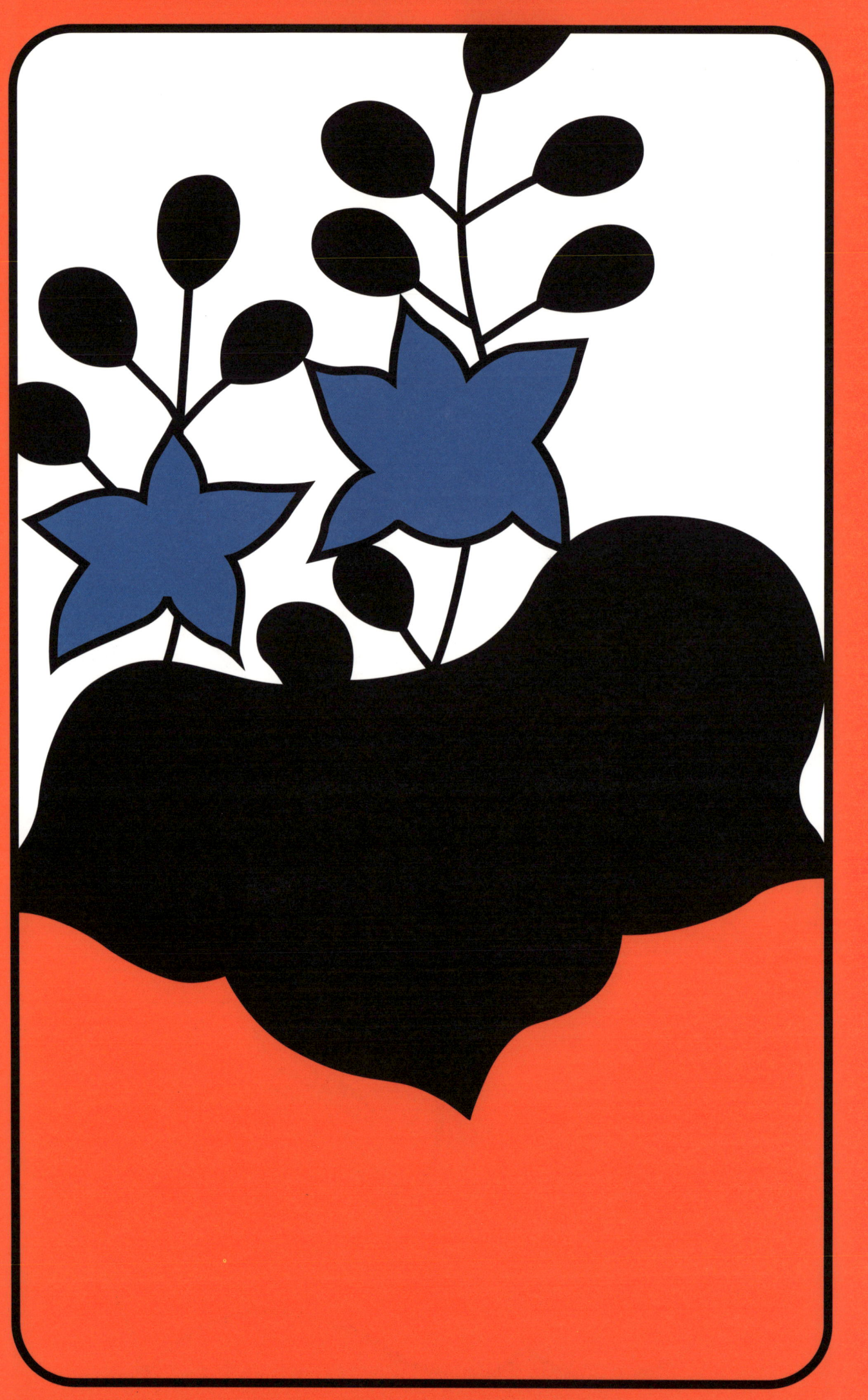

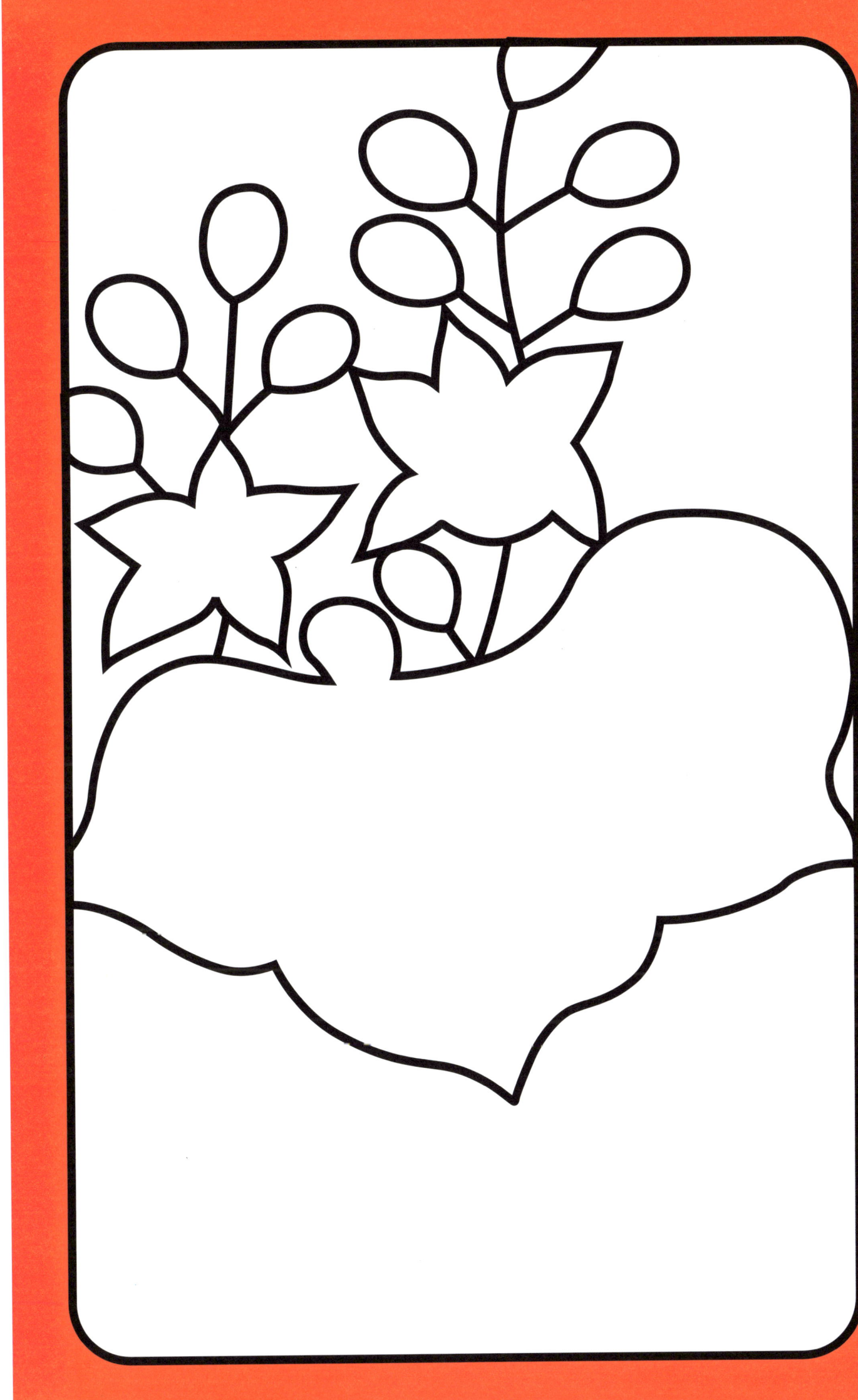

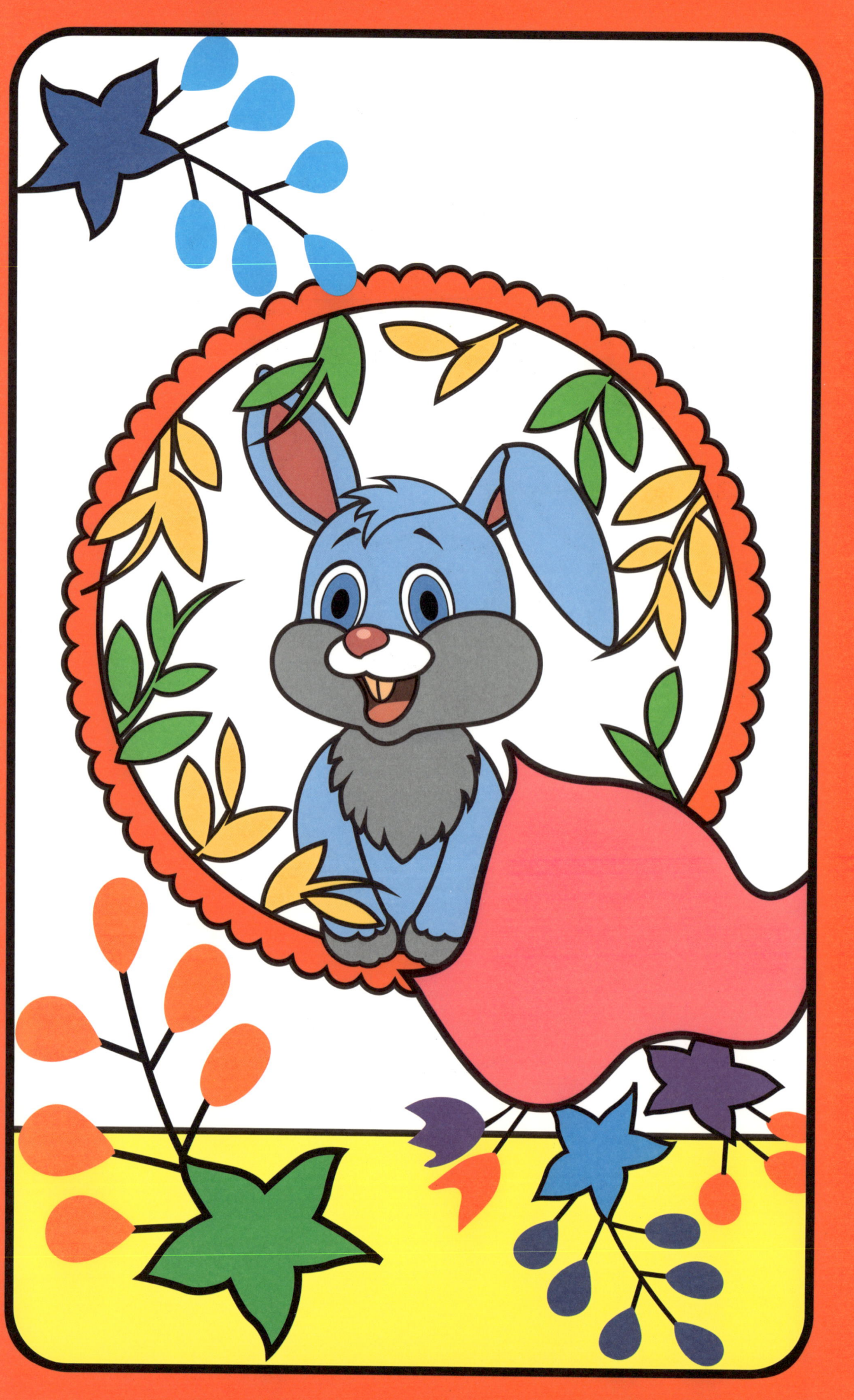

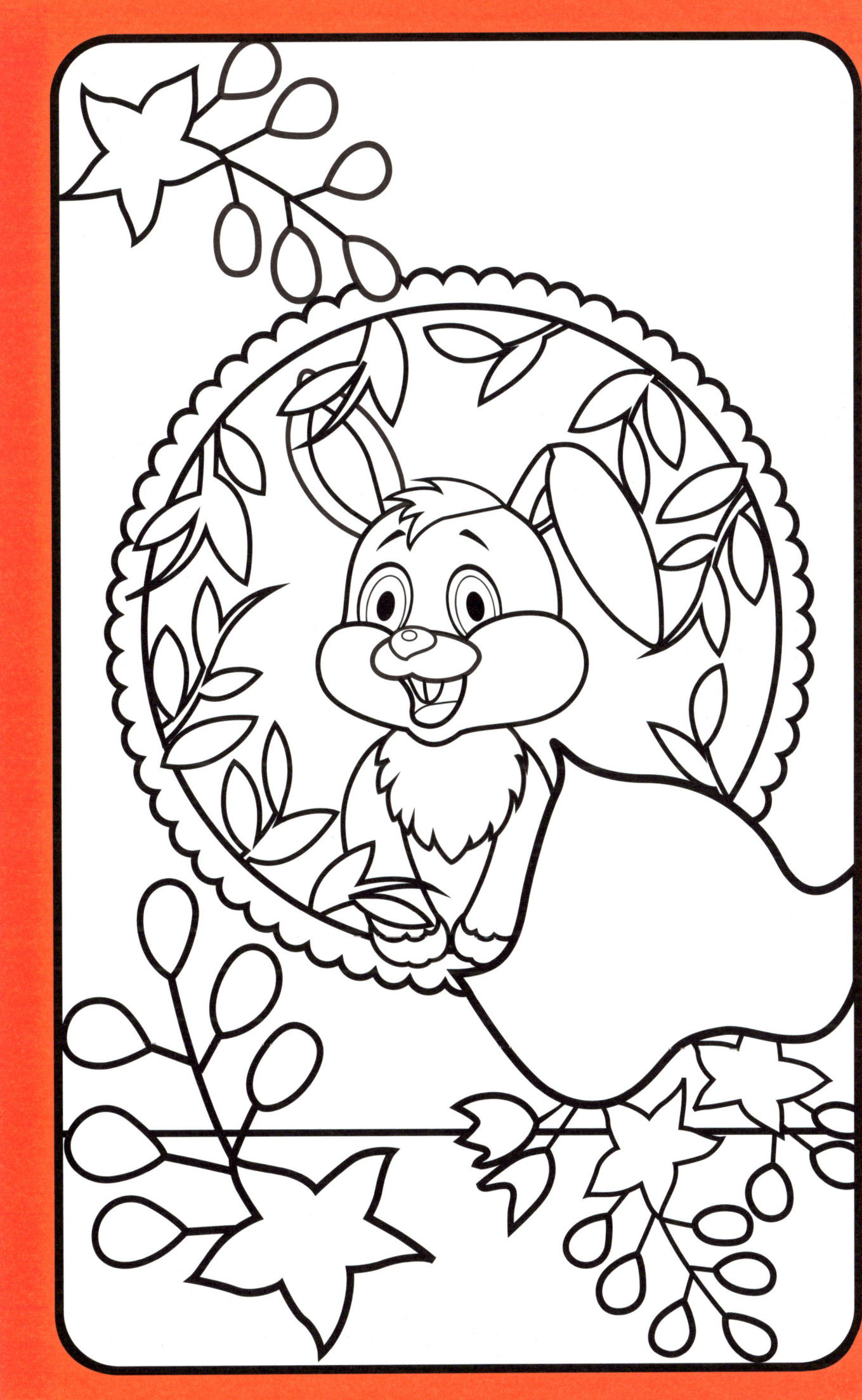

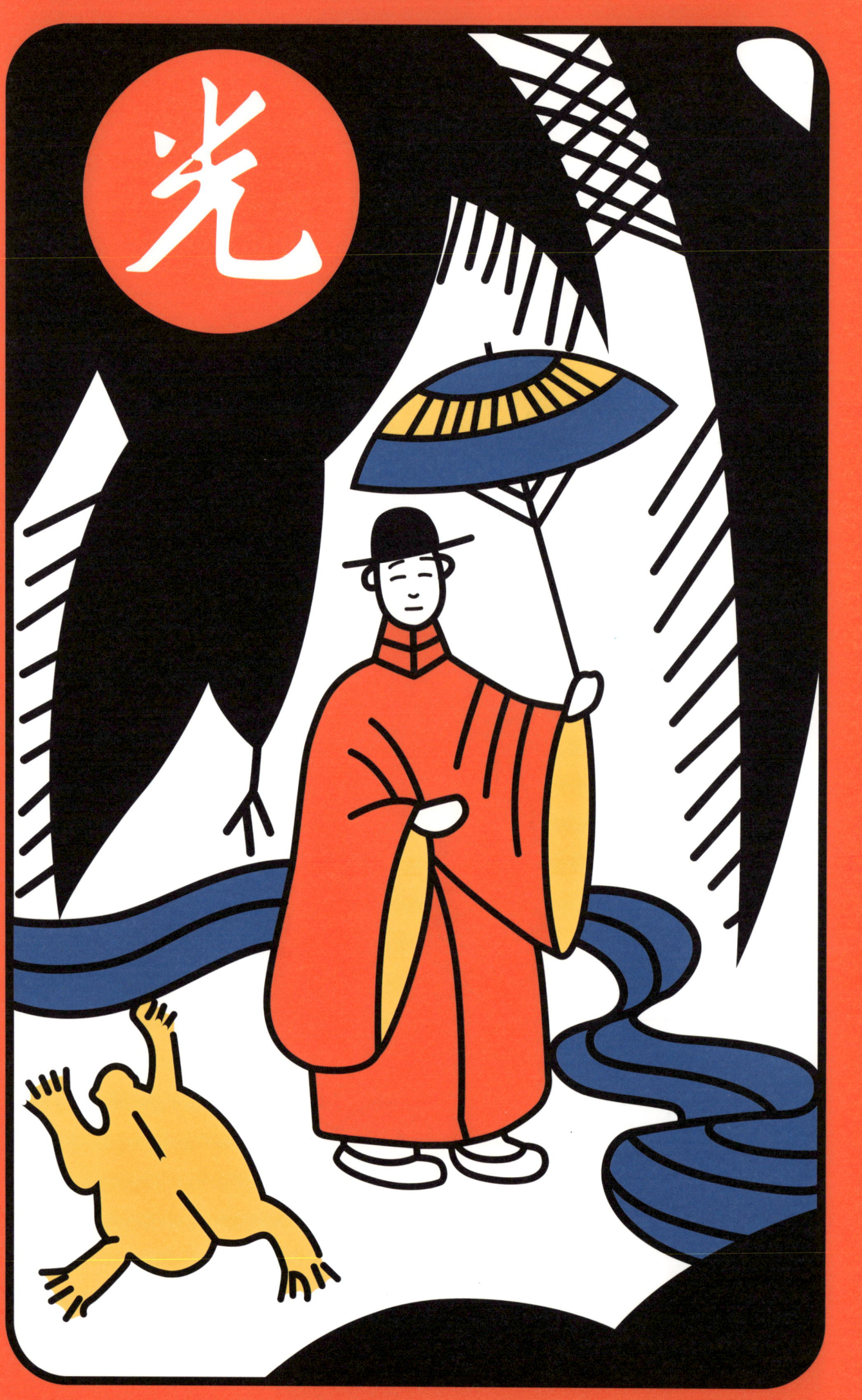

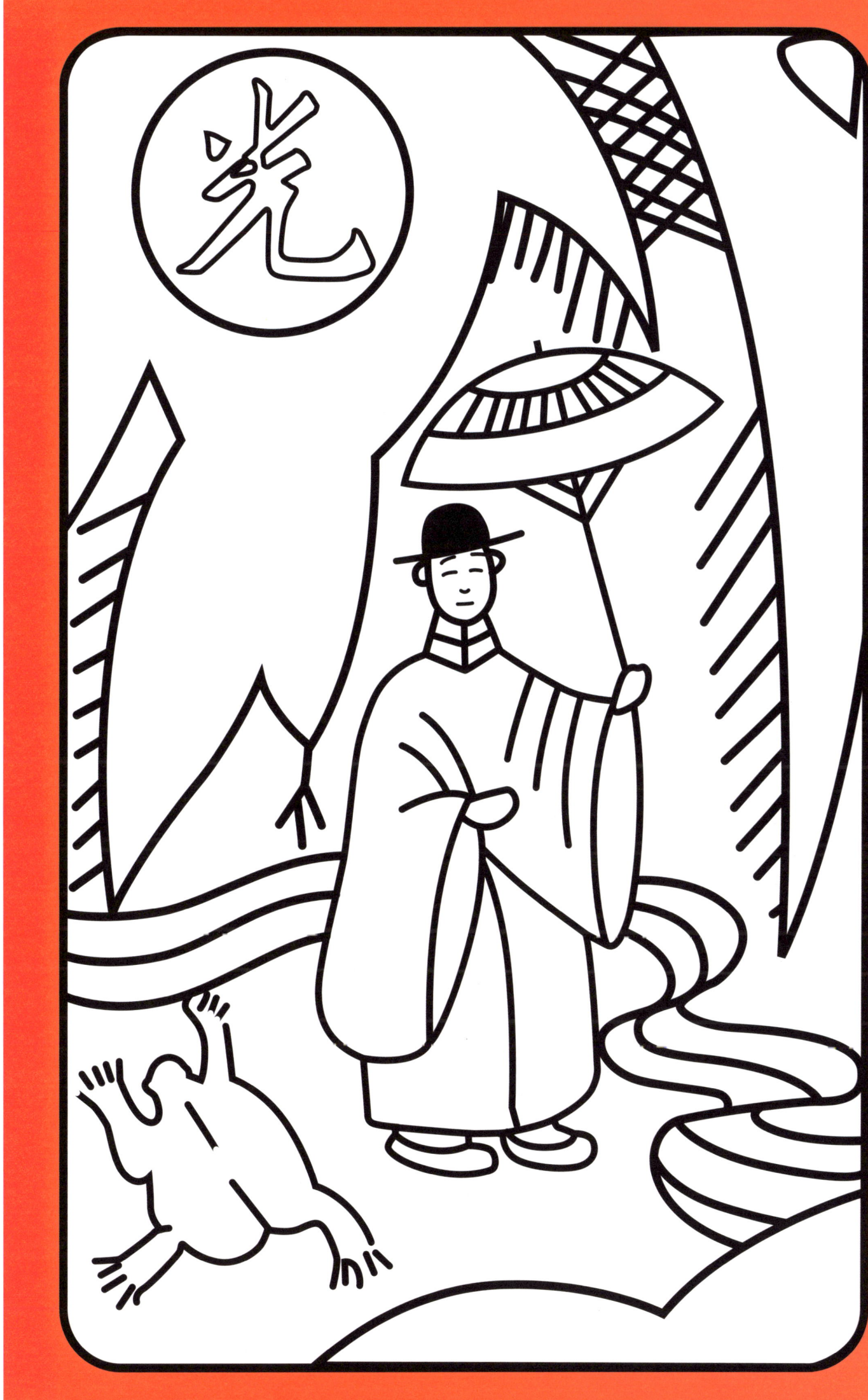

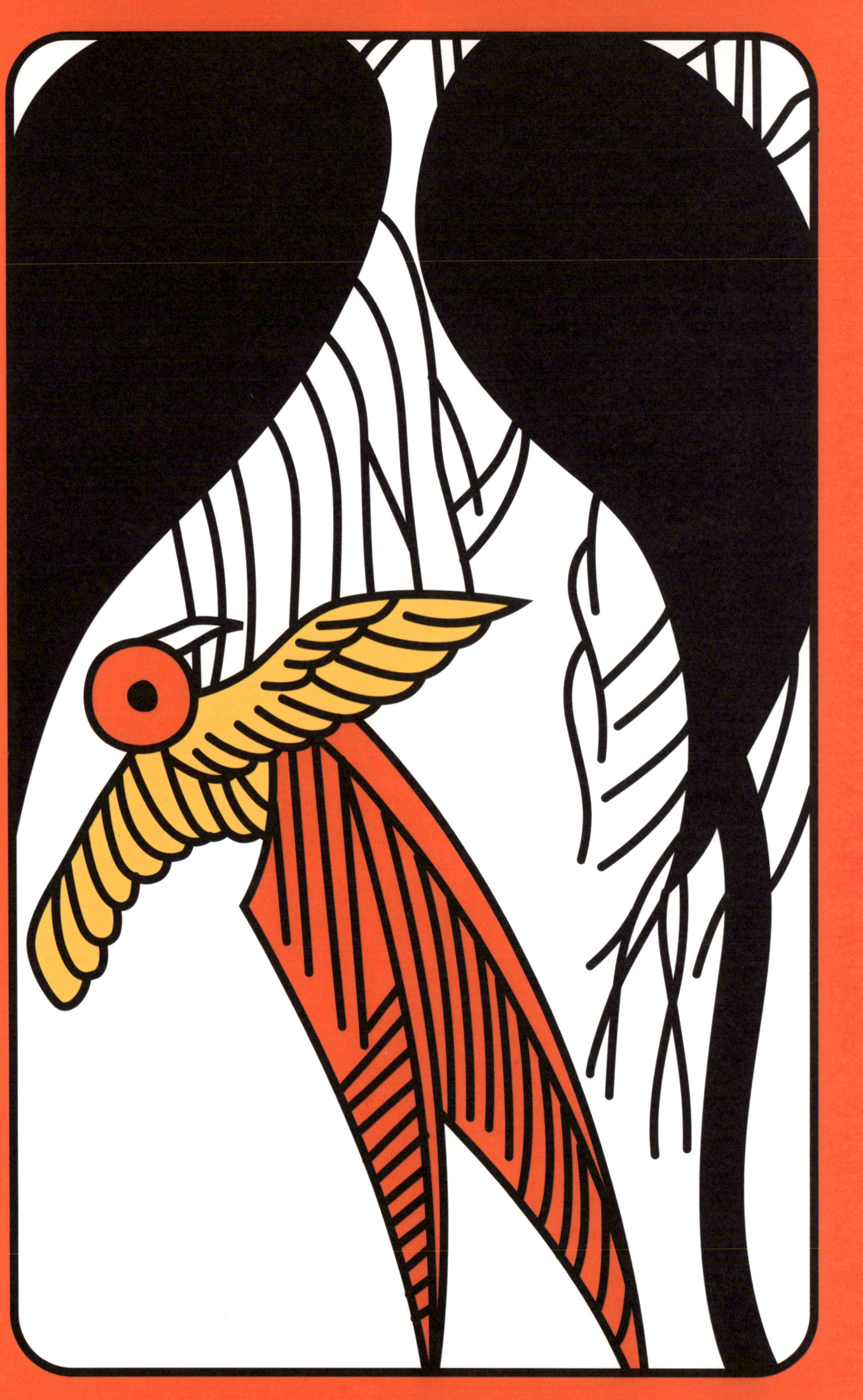

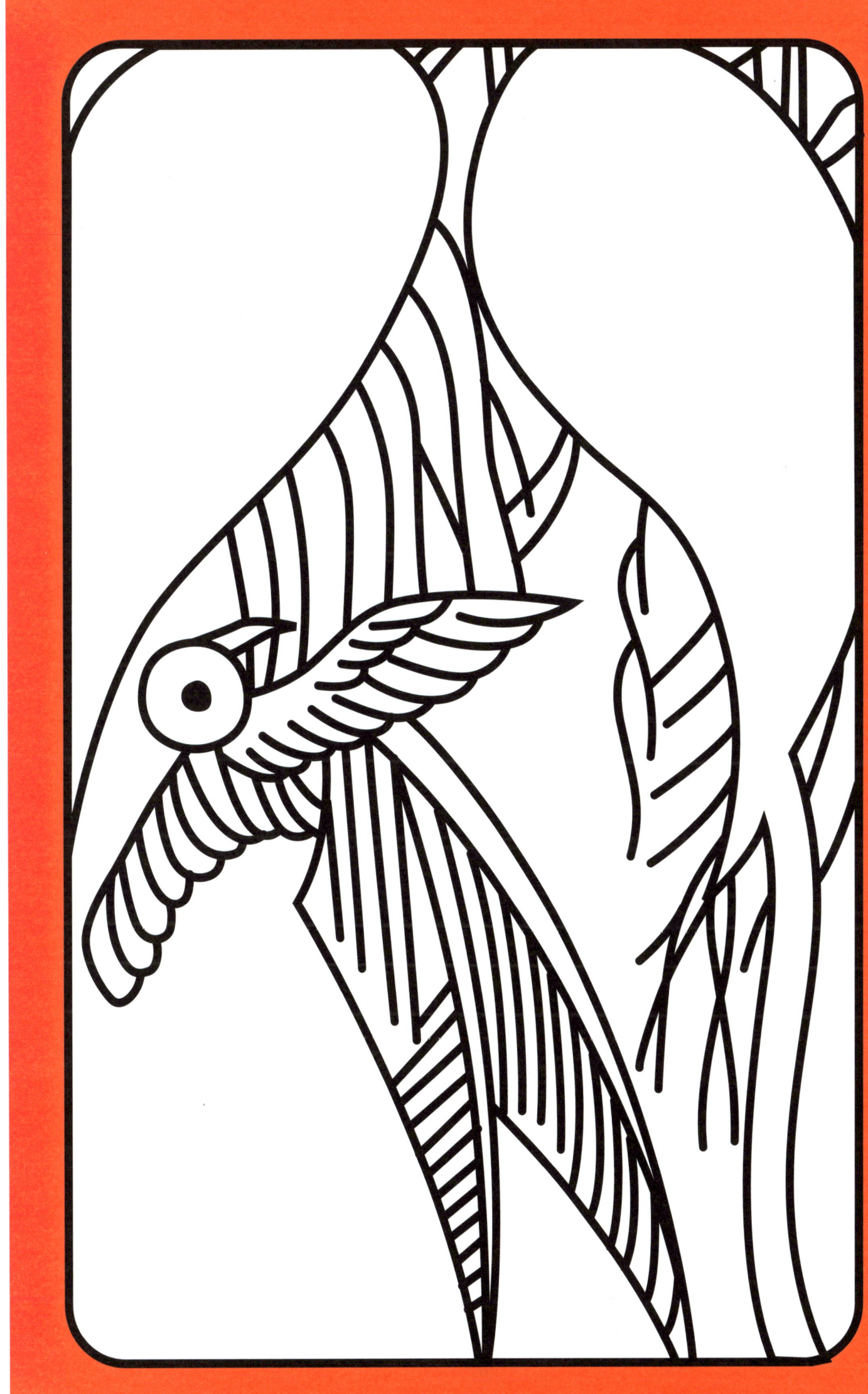

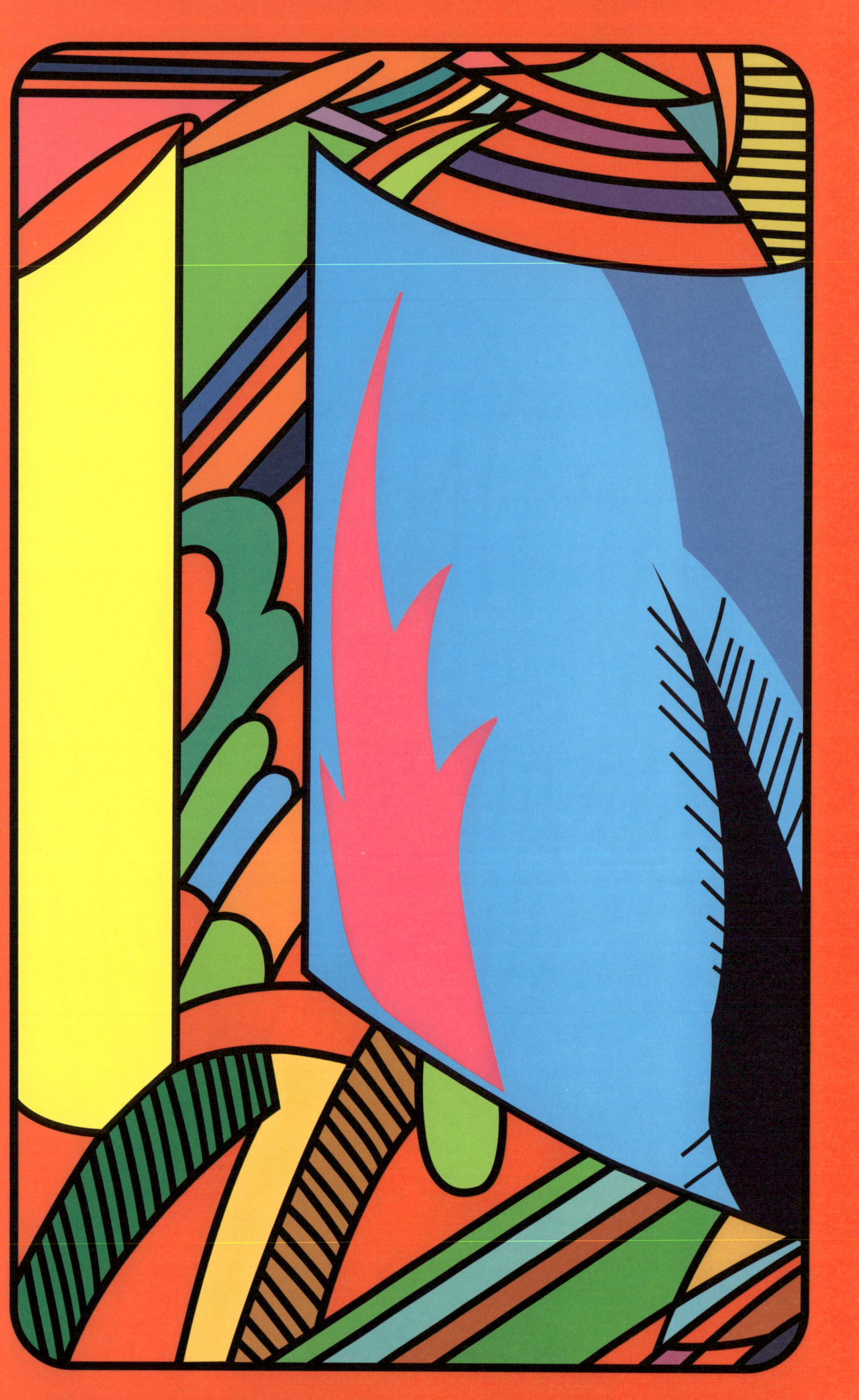

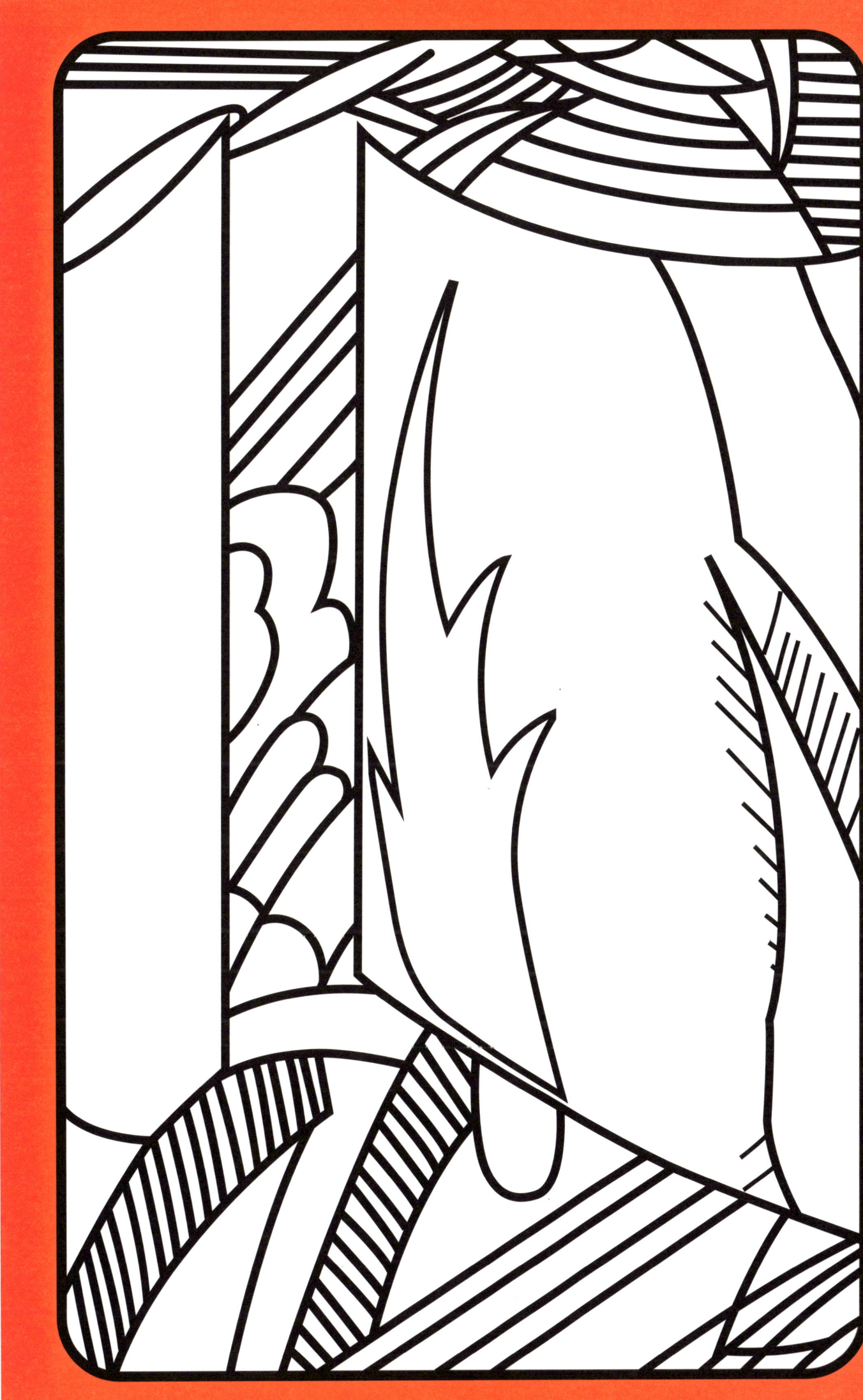

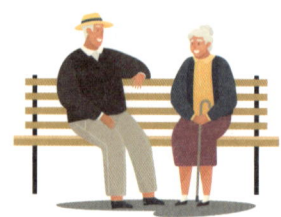

어르신 치매예방을 위한
실버 화투색칠하기

구성 치매예방교육회
펴낸이 최병섭   **펴낸곳** 이가출판사
재판 발행 2022년 3월 3일
출판등록 1987년 11월 23일
주소 서울시 영등포구 도신로 51길 4
대표전화 02)716-3767   **팩시밀리** 02)716-3768
E-mail ega11@hanmail.net
ISBN 978-89-7547-127-8 (13650)

※ 책 값은 뒤표지에 있습니다.
※ 잘못 만들어진 책은 구입하신 서점에서 교환해 드립니다.
※ 이 책의 저작권은 이가출판사에 있습니다. 무단전제와 복제를 금합니다.